李一萱、廖珮岐——著

# 音樂好好療

從新生兒到失智老人、從情緒問題到重大疾病的有效解方

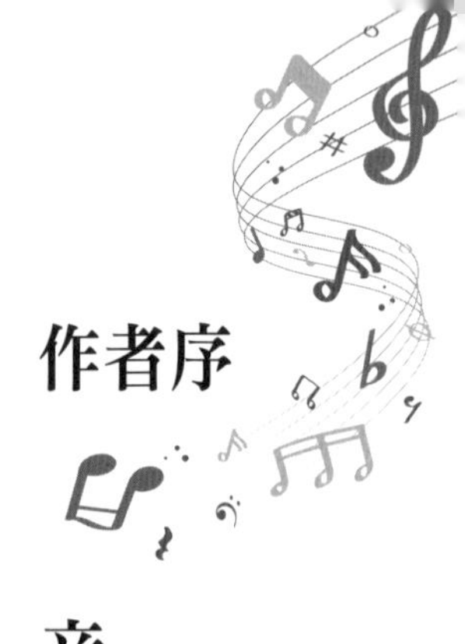

# 作者序

## 音樂的多樣化豐富了我們的人生

/廖珮岐

對於音樂，相信大家都有自己的一套見解，從不同的角度看世界，總是會出現其他火花，音樂也是一樣的道理。音樂在生活中的角色可以有很多種，這本書裡想跟大家分享的，雖然不是我們工作時的全貌，但也是我們平時工作及在生活中的一些經驗。

本書在一開始，跟讀者們簡略的介紹了音樂治療，身為一個音樂治療師，能夠有機會分享音樂治療是一件非常開心的事。第二部分我們分享音樂在生活中的運用，記錄的並非音樂治療，寫下這些經驗也不僅只是在告訴大家這是一個很棒的音樂使用說明書，只是想給大家一點從我們的某個角度看見的音樂，所以也歡迎讀者跟我們分享您的心得。

如同我說的，音樂可以有各種不同的角色出現在生活裡，它不是遙不可及，也不是必須會樂理、學過音樂才可以擁有的，音樂就是一個很自然在我們生活裡存在的元素，在各式各樣的地方會與它相見，在各種場合都可以聽見音樂的蹤跡，除此之外，音樂所呈現出來的多樣化更是豐富了我們的人生。

面對音樂產生的各種感受，可能感動、可能悲傷、可能緊張等，也可能有一些連自己還沒有發現就被音樂感染了。藉由這本書，期待能讓讀者好好的感受音樂，好好的將自己與音樂安處在當下，細細的品味音樂帶給我們的樂趣及感受，讓音樂成為陪伴我們度過難關及各種美好的夥伴。

這本書跟我以前出版過的其他書都不太一樣，以前的書比較著重在親子教養，而回台灣到現在十年，在各個領域深耕了一陣子，不敢說有豐富的經驗，只是慢慢開始有了想分享其他東西的想法，雖然寫書對我來說不是件容易的事，在寫作當中也常常因為對自己產生的質疑而卡關。

很感謝編輯願意跟我們從零到有一起產出這本書，願意在不知道我們會寫出什麼東西的狀態下相信我們。雖然產出的東西不盡完美，但真的花了我們很多時間來完成。謝謝跟我一起並肩前行的李一萱音樂治療師，毫不猶豫的答應了我的邀約，在互相支持下一起完成，再一次讓我感受到合作的美好，也感謝所有在我寫作這本書的路上給過我鼓勵、支持及鞭策的親朋好友們。

最後，再一次強調，這本書只是呈現出我們的經驗，沒有所謂的最好，每個人適合的方式不同，這只是在音樂的廣大世界裡的一小部分而已。如果您可以從中得到一點不同的想法，這本書就起了最大的作用。

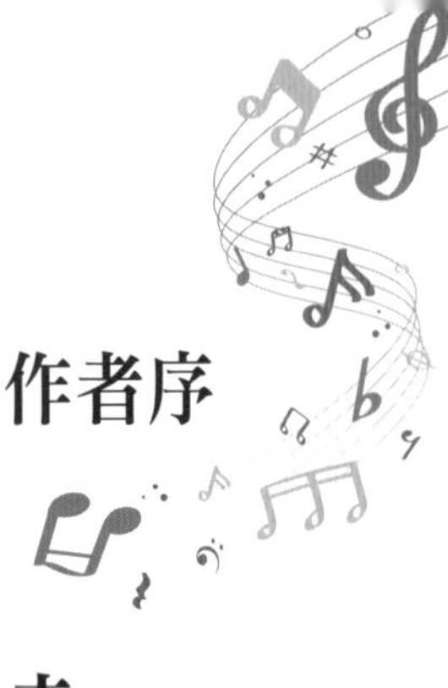

# 作者序

# 走入奇妙的音樂世界，尋求身心靈的依託

／李一萱

這本書終於接近完成的狀態連我自己都有點覺得不真實，首先要謝謝我寫書的夥伴兼同事好友珮珮，沒有她的提議邀約，就沒有這本我自己不可能完成的書。過程當中充滿許多轉折，不管是興奮期待、懷疑、焦慮、害怕、抗拒、生氣，好像透過寫書的歷程，讓我看見著許多自己隱藏的部分。

謝謝身邊許多知道我在寫書的同事、朋友、家人們時不時的關心和給予建議，雖然我常笑說寫書進度就像研究生的論文一樣，千萬不要問；但沒有他們的支持、提醒、無形中的鞭策，我可能會還選擇躲在某個懷疑自我的信念底下不肯往前。

寫這本書沒有特別遠大的意念和想法，單純想要將自己這幾年臨床上的一點點經驗分享給更多的人。在平常演講時，很多人展現出對音樂很有興趣且想更知道怎麼使用在自己或者他人身上，也看見許多在音樂治療課程中被協助、支持陪伴的人，希望能將這些故事、觀念分享給正在閱讀的你：每個人都是獨特的，請試著透過本書找尋到最適合自己的音樂陪伴方法。

最後，帶著一點點的愧疚要大大的感謝對我們不離不棄、軟硬兼施到最後無計可施的編輯方大哥，從一開始與他洽談出書計畫、交出大綱、中間經過不可勝數的拖稿時間到最後校稿、完成，整個過程都很不可思議，身在當下是非常痛苦煎熬，但現在往回看好像又能一笑帶過，感謝自己和夥伴沒有放棄，也感謝所有參與幫助完成這本書的你。

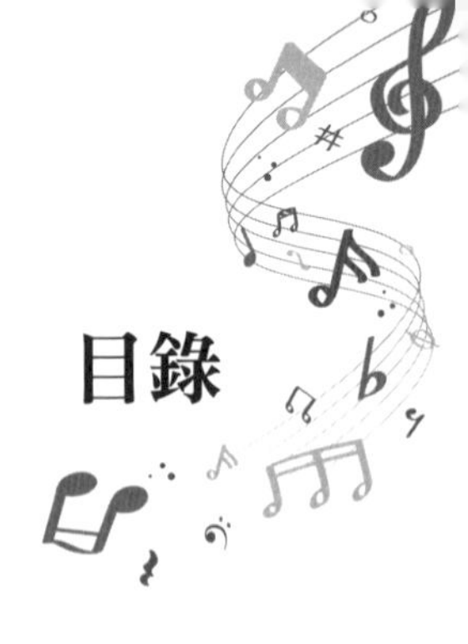

# 目錄

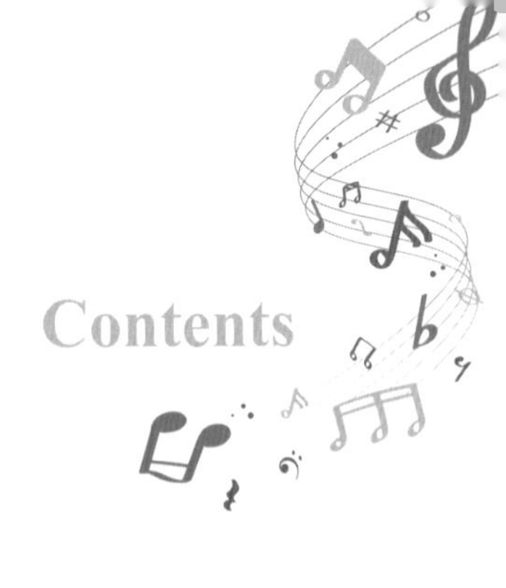

# Contents

## Chapter 4 覺察壓力與減緩焦慮的音樂日常

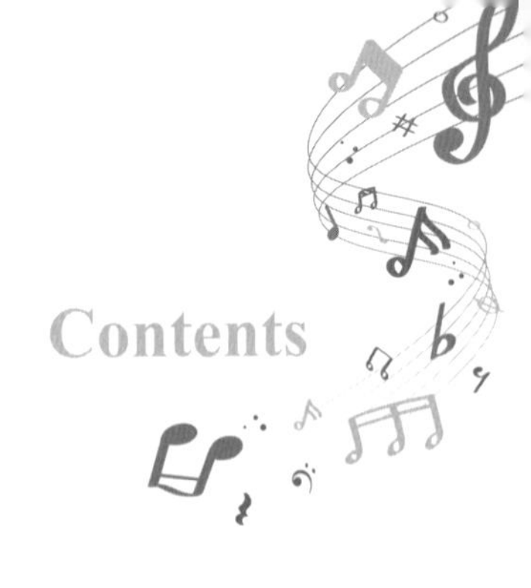

Contents

## Chapter 6 幫助睡眠的音樂日常

PART 1

# 音樂治療的理論及簡介

M U S I C & M O O D

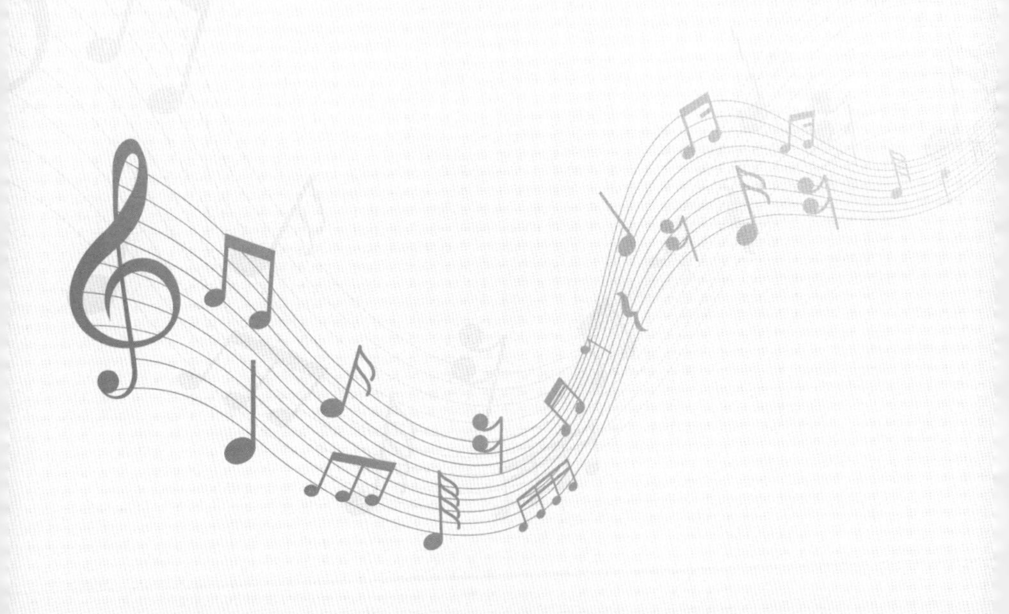

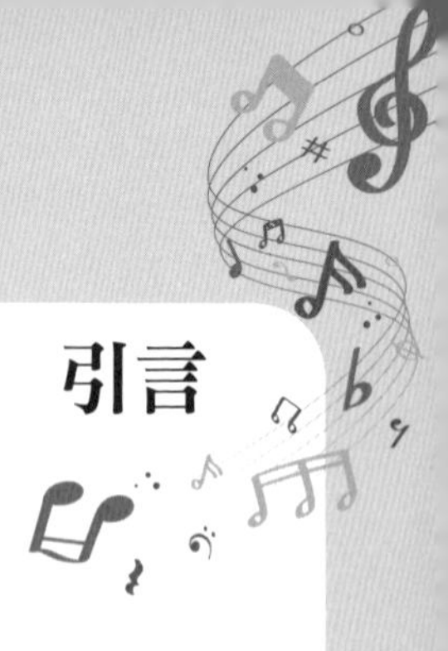

# 引言

從我們有記憶以來，音樂就在我們的生活中成為很自然、且必要的存在，就算是幾個月大的嬰兒，也對音樂及很多聲響會有反應。還記得以前大人們都會讓我看著電視上的歌星，學著他們唱的歌曲，甚至開玩笑的說我臉圓圓的有點像鄧麗君，而每天的午後，更是我與外公外婆一起聽歌仔戲的時間，看著濃妝豔抹又穿戴華麗的歌仔戲演員們，我也會用不輪轉的台語學著他們的腔調唱幾句，到現在想起來還是覺得很搞笑。

長大後，開始去知名的音樂教室上課，那時沒什麼壓力，只覺得學樂器很有趣，學了四五年團體班，老師建議應該開始上個別課，音樂技巧開始變難了，必須要花更多時間練習，便開始了我與媽媽就練習鋼琴的「戰爭」，直到我國小畢業、決定不再請老師教琴而是自己想彈再彈後，彈鋼琴對我來說，變成是一種情緒的釋放、孤單時的陪伴，我那時怎麼也沒想到的是音樂會成為我未來職業生涯裡很重要的元素，我會用音樂與我的個案們工作、互動與對談。從小時候起，音樂便成為了我的一部分，而我也相信每個人都有自己與音樂的一段故事。

## 音樂與人的起源

音樂與我們生活息息相關，無論在各種場合、情境，我們都會有意或無意的被音樂影響著，而它是什麼時候被人類發展出來的呢？確切的時間很難以考證，但我們可以從許多的故事、神話來看音樂是如何流傳至今的，像是希臘神話裡，最早的樂器里拉琴是由宙斯的兒子赫爾莫斯在龜殼上纏繞琴弦而製成，他把琴送給了太陽神阿波羅，這也難怪他在希臘神話中掌管著音樂，也是為什麼我們常常看到許多阿波羅神像的右手都拿著里拉琴。此外，在中國《繹史》裡，伏羲和女媧都有彈奏樂器的記載，音樂不管在西方還是東方，都存在了非常長久的一段時間。

在探討音樂的發展之前，我們應該先來定義一下，音樂是什麼？根據牛津大學音樂學家 **Jeremy Montagu** 於《Frontiers in Sociology》期刊發表的論文，把音樂定義為「傳遞情感的聲音」，像是母親安撫嬰兒時低聲呢喃發出來的聲音，就可稱之為音樂。如果就此推論，音樂的誕生很可能更早於語言。

## 渾然天成的音樂本能
## 早期人類即具唱歌能力

而我們如何區分語言與音樂呢？有些人認為，節奏、固定模式、音準等等是在音樂中不可缺的，音樂的定義也有很多不同說法，**Montagu** 認為，我們都有區辨音樂與語言的能力，雖然無法得知最早的音樂從何時開始，但根據考古學家對人類化石的研究，把一百萬年前人類骨骸構造做分析發現，當時人類的構造便能有「唱歌」的能力，所以我們可以猜想，當時人類或許已經發展出最早期的「音樂」。

另外一個可以探究「音樂」的形成元素是節奏，而節奏從何時開始的呢？從什麼時候人類開始有創造節奏的能力？根據Montagu指出，人類的祖先一開始便會使用拍掌、或者創作簡單樂器來拍奏音樂，只是大多數以天然木材、蘆葦製作而成，所以無法抵抗日月侵蝕，但考古學家確實有發現一些使用骨頭遺骸所製成的骨管樂器。有些學者認為是大約距今三萬九千到四萬三千年前，使用天鵝、禿鷹翅膀的骨頭製作而成；而更早的則可追溯到石器時代，大約西元前五萬到十萬年前，動物骨頭或者木頭雕刻成的笛子或者哨子，也被認為是史前時代的樂器，隨著科技的發達及進步，讓我們能用許多科學的方式來測量、分析，也許有一天我們能更精準的研究出樂器最早的創造及發展。

人類的脈搏就跟節奏一樣，可以規律地顯示出每分鐘的跳動次數，例如：一個正常成年人的安靜心律平均值大約在70-72bpm（beats per minute），我在測量平時的脈搏時發現差不多也是在這個範圍，有的時候沒有節拍器在身上時，順勢就可以測量自己的脈搏來訂一首歌曲大概的速度。

當然節奏跟我們的關聯性也不僅止於心跳，我們常常從嬰幼兒身上看到，當他們聆聽節奏感強的音樂時會跟著一起律動，因為人們的聽覺神經與運動神經元是直接連結的，當我們接收聲音的時候，這兩種神經元會互相牽動著，讓我們的身體自然就會想要跟著搖擺，看看親朋好友或自己家中的幼兒，都是沒有學過音樂的，所以這些人們與節奏的連結是與生俱來，並非經過一番學習後才體會到的。

另外，生活中是否也曾覺察到，我們會因為聽到的音樂節奏而改變自己目前的狀態？當我們想要好好的躺在一個地方或坐著放鬆時，如果選擇的音樂節奏比較慢，好像會讓我們更能夠快速的進入放鬆的情境，心跳跟呼吸也可以跟著節奏更順暢的調整；如果在這個時候使用節奏感強、速度較快的音樂，我們很有可能就跟著這個節奏不由自主的律動起來，或者可以感受到因為快速且較重的節奏，讓我們更加清醒或者更激動。

再舉個例子，開車的時候，不知道大家有沒有聽音樂的習慣呢？有沒有在開車時聽快節奏的音樂跟著越開越快呢？音樂給了我們的身體一些提示，如果我們認真感受，會發現這些依著節奏改變我們身心狀態的例子，應該可以在生活中找到許多。

## 音樂有助於進入運動狀態<br>提升自運動中獲得快樂的因子

這些年很流行運動健身，研究告訴我們，有規律的運動對身心都是相當有益處的，但對於平常沒有運動習慣的人來說，要開始一個新的習慣也不是很容易，這時候就會想用一些外力來幫助自己更能夠進入運動的狀態，「音樂」便是很多人會選擇的一項工具，在運動的同時搭配音樂，讓原本覺得枯燥乏味的運動增添一點樂趣。

當然，在我們做運動訓練的時候，聽喜歡的音樂很有可能提升我們的動機，但音樂卻不只是這樣而已。根據2020年的一份研究，在運動的時候聆聽音樂（不一定是自己喜歡的音樂），能夠幫助人們更加提升從運動中得到的快樂因子，生理上的表現能力也跟著提高，不僅如此，也能夠減少在感知上的勞累。讀者們如果正想要開始一項運動習慣，或許也可以嘗試使用音樂，讓自己從運動中得到更多的好處。

對人類而言，我們對於音樂的需求是什麼呢？又為什麼會需要創造出音樂呢？有些專家認為是為了要吸引異性—求偶，在古代若能夠發出一些較獨特的聲音，比較容易吸引到伴侶，因而得到更多的注意或者讚賞。

Montagu 在文獻裡大膽的假設了幾個音樂生成的可能：

**1. 音樂讓人團結起來，把人緊緊的連繫在一起，就好像史前時候要打仗或者狩獵前，一起唱歌跳舞，壯大聲勢，對於人類家庭、社群的形成扮演著重要的角色。**

**2. 也許是為了跳舞的需求，也許是第一個開始跳舞的人創造了音樂，又或是有了音樂以後人們開始隨之起舞。**

**3. 音樂提供很好的娛樂，不管個人或者是群體都是。**

**4. 音樂也可以提供很好的溝通管道，即使相隔很遠也可以透過音樂傳遞出較大的聲響，例如使用鼓、號角聲來警示有危險。**

**5. 音樂也可能是伴隨著宗教儀式而產生，我們現在明顯可見，幾乎所有宗教都有自己發展出的音樂。**

在我們看了這麼多音樂可能產生的原因後，你又覺得哪個答案是最有可能的呢？

總之，音樂一開始的作用並非單純欣賞，而是與人類生存相關，擁有各種不同的作用，包含溝通、表達、生活及療癒……等等的作用。

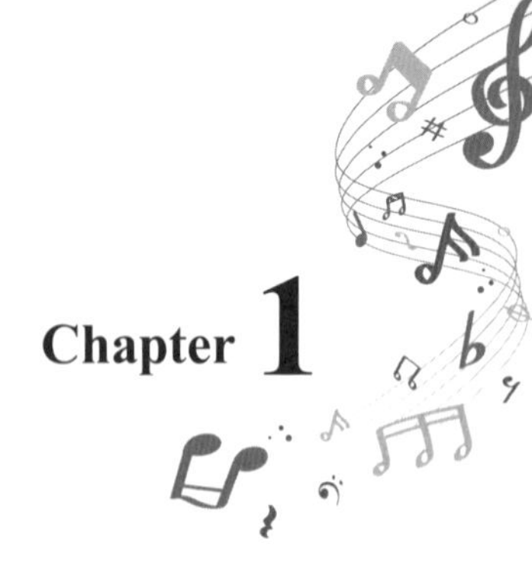

# Chapter 1

# 音樂治療理論

本篇要來簡單講解音樂治療的理論與沿革，讓我們來看看音樂治療的歷史吧！

音樂治療成為一門專業科目的契機始於一、二次世界大戰，巨大戰爭的發生導致許多傷兵湧入醫院，當時在全美國的軍方醫院裡，有許多職業或業餘的音樂家，不定期的到醫院演奏音樂，進而發現對於傷者的生理、心理的傷痛都有明顯的療癒作用，因而讓醫護人員要求醫院聘雇音樂家，並進而開啟了對於音樂有療癒效果這件事情的專業研究。

## 歷史發展

1944年在美國密西根州立大學正式成立了音樂治療系，成為全世界第一所有音樂治療系的大學，而後堪薩斯大學、芝加哥音樂學院、加州太平洋學院（現今太平洋大學）、威斯康辛州的阿爾維諾學院也相繼成立了相關系所。

說起音樂治療，時常會被問起，到底什麼是音樂治療呢？音樂治療是如何定義的呢？這邊我們翻譯了幾個不同國家的音樂治療協會網站的定義，讓大家看一下，音樂治療是如何被定義的。

## 定義來源

### 《美國音樂治療定義》

音樂治療可運用於協助個案生理、情緒、認知、社會互動。音樂治療師透過評估個案的需求以及能力後，依不同情況給予治療，包含創作、歌唱、律動和聆聽音樂。透過音樂性的治療情境，使個案能力達到提升和加強，同時增進個案生命中其他面向適應的能力。

音樂治療同時提供給難以用文字語言表達的個案一個溝通的途徑。研究調查指出，音樂治療在各種不同領域提供有效的支持，像是：身體復健、協助身體律動平衡、增加參與治療動機、提供情緒上的支持、表達情緒等等。

## 《澳洲音樂治療定義》

音樂治療的研究是一種使用音樂來改善人們健康的專業治療技術。這項技術可以幫助各個年齡層，來管理他們的身體和心理健康，以及提高他們的生活品質。受治療者不需要具備音樂底子也能使用音樂治療。專業的音樂治療師們，都會為他們的案主量身訂作他們的專屬計畫，讓案主們經歷音樂的經驗。

《英國音樂治療定義》

音樂治療是一種心理介入療法，由持有執照的音樂治療師針對受傷、疾病或身心障礙的個案給予心理、情緒、認知、生理、溝通和社交的幫助。因此，音樂是一種媒介、一種工具，不論是聽音樂、歌唱、敲奏樂器、創作等都可以使用在音樂治療的療程中。

## 因應風俗民情文化背景的改變

從這三個國家的定義會發現，音樂治療的定義會因著各個國家的文化背景有些許改變，但基本的概念是一樣的。針對不同的個案，音樂治療師有足夠的專業能力找出其需求，了解需求之後才能夠訂立目標，而所有的音樂活動都是建立在這些目標上的，並不是憑空想像得來。受過訓練的音樂治療師，知道如何利用音樂的各種元素來協助、引導及陪伴個案達到設定的目標，最終提升其生活品質。

在台灣，音樂治療所使用的音樂跟在西方國家所使用的音樂會有相當大的不同，除了語言的不同外，音樂的形式會因著文化背景有所改變，例如：西方國家的長者喜歡聽藍調音樂，但在台灣的長者中，使用藍調音樂的機率是相當少見的。

在跟個案的互動上，也會因為文化背景的不同，而使用不同的互動方式。如果再以長者的例子來說，在西方國家跳社交舞是很常見的，使用身體跟音樂的結合比起在台灣會更容易推動。在台灣，如果要邀請長者們跳舞，可能需要花比在西方國家的時間還長，在西方國家可能只需要兩次的課程，建立一點關係，長者們就會願意跟著音樂一起跳舞；但在台灣，或許會需要花更長的時間跟長者們建立關係，增強長者們的信心，一步一步讓他們建立起「我也可以試試看」的想法。在臨床上經常會發現長者們只要願意踏出第一步，接下來的參與度就會越來越提升。

## 真的有音樂處方箋嗎？

所謂的「音樂處方箋」就是像醫生一樣開藥單，坊間會看到一些標榜有「療效」的音樂，看似能夠利用音樂來對症下藥，但實際上在有限的文獻資料上，並沒有被證實。最常見的就是胎教音樂，古典音樂莫名地成為胎教音樂的主流，每次演講到跟胎教音樂相關的主題時，都必須好好的讓聽者了解，其實古典音樂對胎教並沒有直接的影響。在音樂治療中，認為聽媽媽喜歡的音樂、媽媽唱歌的聲音及媽媽說話的聲音，便是最好的胎教音樂。

諸如此類的例子不少，有CD標榜聽了某些曲子之後，孩子們的過動行為就會變好，但實際上音樂很難像處方箋一樣，光靠聽某種音樂就能達到「療效」。就好比憂鬱症患者，或許聽音樂能夠帶給他療癒，但並沒有現成的歌單具有能讓憂鬱症患者只要聽這些音樂就會好起來的神奇魔力。當然，音樂治療的研究文獻日新月異，未來是否能夠達到這樣的目標，也是無法肯定的。

音樂治療並非大家所想的用音樂來開處方，那麼音樂治療到底是如何進行的呢？在接下來的文章中，會回答一些音樂治療上常被問的問題，也會簡略的跟讀者們解釋音樂治療的介入方式及用法。

## 音樂治療與音樂教育

長久以來，我們熟悉的音樂教育，從國小到高中都有音樂課教育大家基本的音樂知識，當我們在學樂器的時候都知道，必須學會看五線譜，基本的音樂知識是要學習的，目的就是要學會音樂的各種技巧，例如：看懂五線譜、認識音程和和弦、學會如何演奏樂器等，音樂教育的目標就是要讓我們習得如何使用樂器或者得到音樂的基礎知識。

但參與音樂治療時，除了音樂治療師本身需要具備音樂技能，其個案並不需要學習音樂技巧，就算沒有音樂基礎也能夠參與音樂治療課程。音樂治療的目標跟音樂教育的目標完全不同，在治療課中期待達到四個大的領域：認知、社會互動、心理跟肢體，可藉由音樂的各種元素，透過受過專業訓練的音樂治療師來協助個案達到目標。

## 在家可以自己做音樂治療嗎？

從事音樂治療工作至今，關於是否能在家中自行做音樂治療是常常被問到的問題，很多人認為在家聽音樂做冥想、利用音樂讓自己心情變好或者用音樂讓自己放鬆，就是所謂的「音樂治療」，在這樣的思維模式下，一般人會認為音樂治療是可以在家中自行操作的，但其實「音樂治療」是需要有受過訓練的音樂治療師在場，才可以稱作「音樂治療」。最主要幾個原因包含：

**1. 音樂治療師對於音樂素材的使用較為了解。**

**2. 音樂治療包含了不同的學派**，在與個案工作時，音樂治療師能夠在不同的情境下使用這些技巧。

以上兩點在接下來的章節會詳細的跟讀者分享。

**3. 音樂治療並非單純使用音樂**，還包含了人與人之間的關聯。

音樂治療很重視關係的建立，因為音樂治療相信，有良好的治療關係，才能在過程中互相信任，共同向目標前進。在家中使用音樂的大部分活動，例如：冥想、放鬆、聆聽等，多數是自己操作的，缺少了「人」的連結，實際上，人與人之間的互動是相當重要的。藉由音樂與人連結，治療師對人性的基本關懷，從音樂引導及陪伴個案在人生的旅途，若只是單方面的聆聽音樂，那就喪失了音樂治療在人與人連結上的這項特質。

**4.音樂治療是個別化的。**

平時在生活中聆聽音樂，或者跟著音樂一起舞動及歌唱，這些都是我們能夠做到的，透過這些方式，人們欣賞音樂的美好，將音樂變成一種休閒娛樂，也是生活的一部份，依著音樂的歌詞或樂曲，音樂可能讓我們的情緒感覺被同理，藉由音樂舒緩壓力及宣洩情緒，都是平時生活中很好被運用的。

## 音樂治療沒有處方箋
## 可依個案狀態彈性調整

音樂治療師在工作中使用的音樂，會因為個案而有所改變，基本上是個人中心的，舉例來說：如果個案喜歡的是鄧麗君的音樂，而不喜歡周杰倫的音樂，那治療師也不會使用周杰倫的音樂。在做音樂舒壓放鬆的時候，音樂治療師會選擇適合的音樂來搭配情境，會依照每個人在課程中的不同回應而做出即時的改變。就跟之前提及的一樣，音樂治療沒有處方箋，沒有固定的流程，音樂治療是非常個別化的，因此，音樂治療師跟個案之間在課程中產生的互動狀況，會有相當大的彈性調整空間。

## 5. 音樂能夠讓人們感到療癒，但也有可能讓我們陷入低潮。

相信很多讀者都曾經感受過音樂的力量，不妨回想一下自己是否也有過莫名被某些音樂感動的時刻？心情煩悶的時候，是否曾經藉由音樂宣洩自己未能抒發的情緒？或者情緒低落、覺得生活毫無意義、沒有目標的時候，是否因為某些音樂感到無比的振奮？這些音樂帶來的影響，都是很真切的體驗，也與我們的生活息息相關。

當然，音樂不僅僅給我們正向的能量，也會帶給我們哀傷或負面的感受，接納自己的負面情緒絕對是一件重要的事，但如果只是沈浸在音樂帶給我們的感受，而無法把這些感受更有系統的整理，那麼就有可能陷在其中，這股低潮便很難退去。

音樂治療師有系統的運用音樂，陪伴個案在不一樣的狀態下找出屬於自己的生活方式，知道何時該使用什麼樣的音樂素材，是身為一位音樂治療師必須具備的基本技能，也是音樂治療中不可或缺的元素。

## 音樂治療的學派有哪些呢？

常常被拿來使用的有七種取向，分別是心理動力音樂治療（Psychodynamic Music Therapy）、音樂引導想像音樂治療（Guided Imagery and Music）、諾朵夫－羅賓斯創作性音樂治療（Creative Music Therapy／Nordoff-Robbins Music Therapy）、神經學音樂治療（Neurological Music Therapy）、認知行為音樂治療（Cognitive Behavioral Music Therapy）、人本音樂治療（Humanistic Music Therapy）、折衷理論（Electisism），而本書的兩位作者都是屬於人本主義及折衷理論取向，也就是說我們根據不同個案的需求來使用適合的取向，協助個案達到目標。接下來，我們向大家簡介一下各學派的基礎概念。

**心理動力音樂治療（Psychodynamic Music Therapy）：**此學派由心理動力心理學延伸而來，心理動力心理學是著名心理學大師西格蒙德・佛洛伊德（Sigmund Freud）所創立，他確信人的行為在意識層面上時常強烈的被無意識心理過程忽略，像是內在衝突、慾望、衝動、動機等，治療師注重以即興演奏的方式與個案互動，個案將自己的狀況透過樂器、歌詞、旋律等方式表達出來，治療師在雙方互動的過程中觀察個案的反應、行為和創造出來的音樂，進而分析過去經驗以及與他人關係對個案現在的影響，幫助個案發展出解決問題的能力。

**音樂引導想像音樂治療（Guided Imagery and Music）：**是由海倫邦妮博士（Dr.Helen Bonny）自1970年開始發展，此取向結合了個案中心理論和Maslow的自我實現模型，主要透過音樂讓個案在意識與潛意識之間有所探索，並能有更多的自我覺察。本取向的信念是：身為一個人，有能力去探索自身內在潛力的深度與高度、並透過自我覺察來達到更健康的生活。希望透過治療師與音樂的引導來達到此目的，起初都只使用古典樂，隨著時間演變，加入了更多元、更豐富的曲目。

**諾朵夫－羅賓斯創作性音樂治療（Creative Music Therapy／Nordoff-Robbins Music Therapy）：**由諾朵夫和羅賓斯兩位博士一同創立。諾朵夫原本是位作曲家，而羅賓斯是位兒童教育家，他們一開始以療癒特殊兒童為主。此學派認為，每一位個案心中都有一個原始的「音樂小孩」，無論個案面對著任何身體或心理上的疾病，他們天生就擁有音樂的能力和創造力；音樂就是最好的與其產生連結、共鳴的媒介，並協助個案成長與發展。此療法非常注重治療師的音樂即興能力，治療師需有能力透過現場即興音樂來搭配個案當下的狀態、情緒、表達等，且因草創發展期都是由兩位治療師一起工作，在訓練時也是強調一位治療師彈奏樂器，另外一位直接與個案互動，但因在台灣資源有限，很難找到這樣配置的音樂治療環境。

**神經學音樂治療（Neurological Music Therapy）：**神經學音樂治療是在音樂治療中擁有最多量化研究的介入方式，由美國科羅拉多大學神經科學教授及兼具美國音樂治療師資格的陶德博士（Dr. Michael H. Thaut）與其團隊所創立。這個學派使用音樂的各種元素，例如：節奏、旋律、速度等，透過比較有結構的技巧，來重塑或改變案主大腦的神經迴路，進而讓案主達到治療目標，經常使用在中風、帕金森氏症、失語症等腦傷與語言障礙的案主。

**認知行為音樂治療（Cognitive Behavioral Music Therapy）：**由認知行為心理治療法延伸而來，此理論探討人類的認知、行為、情緒三者之間互相影響的關係，並且認為我們所有的行為表現都因著我們的認知而來，透過治療過程使非理性和不受歡迎的想法被其他正向思考取代，且更重視當下情況並能更好的處理問題、把握機會，達到更好的身心平衡。

**人本音樂治療（Humanistic Music Therapy）：**由人本主義理論延伸而來，主要的宗旨是以個案為中心，相信人本身的自癒能力，治療師透過無條件的接納個案，讓個案感受到支持與安全感，並強調個案的自由意志、個人決定的價值和生命的意義，讓個案在治療關係當中，培養自我覺察與自我獨立生存的能力。

**折衷理論 Electisism：**奉行折衷理論的音樂治療師會去理解各學派的基本概念、原理，再依個案決定要如何去運用，也許針對不同族群會使用不同理論，也許是因為個案本身的目標、症狀的不同而做出選擇，身為音樂治療師，通常在完成學業後依舊會有許多機會進修，選擇自己有興趣的理論取向來研習。

如果你是想要專研音樂治療的人，可以看一下各學派的介入方式，是否是你喜歡、符合你的個性，有些學派比較結構性，像認知行為音樂治療；有些需要比較大彈性，像心理動力音樂治療；有的音樂技巧要求較高，像諾朵夫—羅賓斯創作性音樂治療，不同學派所適合的特質不太一樣。在選擇學校、留學的國家時，可以有更多依據。只能說，我們當年運氣好，誤打誤撞申請上的學校剛好是很適合我們的教學方式和學派，在研究所的期間不會太辛苦。然而，也有碰過幾位很受不了自己學校科系自由、課業輕鬆、教學彈性的同學，兩年研究所時間對他來說是度日如年，尋找不到適合自己的研究方向和未來志向，非常累人。

## 音樂治療常見族群

在這一段落我們要概括不同族群在音樂治療上使用方式。在我們演講的時後常會自豪的說，音樂治療從零歲甚至在母親肚子裡、到九十九歲，我們都有辦法介入與協助，在台灣也越來越多族群有音樂治療師在服務，像是早產兒、新生兒、早期療育兒童、學齡兒童、青少年、身心障礙成人、精神疾病、癌症病友、矯治機構、樂齡長者、失智症長者、各類疾病的家屬照顧者到臨終安寧照顧等等，範圍非常廣泛，在這邊我們舉出幾個我們較常服務的族群類型介紹給大家。

### 《兒童》

在台灣，音樂治療使用最廣泛的族群可以說是兒童，尤其是早期療育這個領域，而台灣早期療育的年齡是零到六歲，學齡前的孩子都可以接受這項服務，各縣市有不同的補助計畫以及福利政策，由於音樂治療還沒有被列入健保給付，所以許多音樂治療個案都是採自費或者是和語言、職能、物理、心理等治療所或復健科、精神科、身心科等診所等合作進行治療課程。

在這個族群中，音樂治療師服務的對象很廣泛，各種狀況皆有，像是自閉症光譜、注意力不集中過動、發展遲緩、腦性痲痺、唐氏症，甚至一些特殊的罕見疾病像是小胖威利症、節結硬化症等，都可針對不同症狀制定治療目標後，以音樂活動來介入，協助個案增進、維持功能，提升生活品質。

## 家長學會與孩子互動<br>可助個案提升生活品質

在跟兒童工作時，與家長或主要照顧者的工作也是很重要的一部分。和家長溝通、討論治療的方向和進度，有時也需要傾聽、安慰家長的情緒，感受並協助家長了解一些簡單的親職教養技巧；除此之外，很多時候我們帶領的團體是親子一起的模式，透過親子團體互動，可以讓家長們學習和孩子互動的方式，以及如何把音樂元素帶回生活中，幫助親子之間的互動關係。

除了早期療育外，學齡孩童（國小）階段音樂治療時常接觸的對象有高風險的家庭、家暴目睹兒、情緒障礙及從早期療育階段畢業的孩子，因為本身的狀況依舊需要協助，所以會持續的進行治療課程。

當我在跟這個族群工作的時候，時常發現音樂和樂器是很好與他們溝通的媒介，很多時候比語言還要好用、有效，因為許多孩子可能因為疾病的關係還不會說話，這時比起生硬的要求他張大嘴巴發出聲音，用音樂、旋律吸引他哼哼唱唱更能吸引到孩子的目光，也更有意願嘗試不同發出聲音的方法。曾經遇過幾位自閉症光譜跟發展遲緩的孩子，一開始沒什麼口語也沒有很大意願開口說話，但透過歌曲的誘發，慢慢的先從發音開始到接上一個單字到一個詞，最後可以唱出完整一句甚至整首歌詞，在過程當中看見孩子的進步會感到很喜悅、很替他開心。

### 《青少年》

在這個族群中，有一部分比較特別的非自願型個案，這類型的個案本身沒有很大的意願進行治療課程，是學校、家長看見他們的狀況以及需求，幫他們安排治療課程。

這類型個案一開始建立關係的時候很關鍵，如果只是根據他們的問題提出疑問，或者試圖要他們多做表述，很可能會被他們認定是又多一個來管教他們的人而心生抗拒。因此，通常我遇到這類型個案會不急著處理他們的狀況以及問題，先把重點放在建立關係，因為我始終相信，一但與個案建立起良好關係後，後面的工作便可事半功倍；反之，個案如果無法信任治療師，那麼後續要做任何介入都會困難重重。

**要如何能夠引起青少年的注意力呢？**依據我們的經驗，透過流行歌曲的討論通常都會成功，青少年們最注重同儕之間的看法，在年輕世代間互相流行的音樂很容易是他們共同關注的議題，透過他們喜愛、流行的歌曲、歌手、團體等的討論以及交流，很能讓青少年覺得能夠和治療師有共通話題，進而願意分享、表達更多自己的感覺、想法。

## 透過音樂互動<br>多一種表達方式

我曾經遇過幾位很排斥來諮商室晤談的青少年，他們一開始都不願意開口說話，問他問題頂多是用點頭、搖頭來表達，完全不想配合任何詢問或者參與任何活動，我只好開始嘗試播放現在比較流行的歌曲，並表達出自己對歌曲的看法以及聆聽後的感覺，只要有播放到他們聽過或者是還算喜歡的歌曲，通常都會得到一些回應；有時我也會請他們推薦自己常聽的歌曲或者是喜歡的音樂，透過音樂來互動，比起單純的口語表達要來的容易許多。

在青少年這個族群中也常遇到情緒問題、同儕人際狀況、課業壓力以及家庭問題等等，在治療過程中，音樂除了是一種接受度很高的媒介外，也是一種個案在獨處的時候、離開治療室的時候很容易取得的媒介，因此，個案可以把在治療室裡學習到使用音樂的方式，輕易的帶回自己的生活當中，讓音樂在他需要的時候可以陪伴他；也許有些個案一直以來都會這樣做，在治療體驗過後，他將會更能有效、更有意識的使用音樂，來陪伴自己度過一些讓他感到不舒服的時刻。

除了討論流行音樂的歌詞外，我也很喜歡與青少年進行歌詞改寫。青少年有許多創意以及想法，平時可能因為規範、社會價值、同儕壓力等因素無法有所宣洩，透過歌詞的創作、改寫，可以將他們內在的想法投射出來，讓他們的心聲及感受有一個抒發的地方，也在創作當下，讓他們可以好好整理自己的感覺，看見自己內在一些被忽略的聲音。有些孩子無法自己創作或者表達不清楚自己的感受，我會邀請他們選擇可以代表他當下感受的歌曲，讓歌曲代替他表達出心中的想法以及感受，再透過討論，更能貼近到青少年的心裡，也更能幫助他面對當下的困境。

## 《成人》

音樂治療在成人族群上使用範圍很廣，本節會就幾個我們常接觸的範圍來介紹，包括成人身心障礙、情緒覺察、舒壓放鬆團體等。

對於成人身心障礙族群，我們通常會先觀察和評估個案的狀態後，擬定治療目標，個案可能有多重需求，例如：認知功能訓練、情緒調節抒發、肢體功能訓練、口語表達練習等等，治療師會透過第一次與個案的接觸、評估來判斷個案適合使用的音樂活動以及樂器，也會將個案不同的目標做個先後順序的排定，例如個案近期有較多情緒狀況，我們便會把注意力先放在協助個案排解情緒，做更有效的抒發，而不是注重在認知、肢體功能上的訓練，在個案的情緒沒有被照顧的狀況下，很難讓個案願意配合或參與其他活動。

此族群比較常以團體方式進行課程，在團體中每位成員都有不同的功能發展以及需求，所以如何兼顧團體共同活動以及個案的個別差異，是治療師必須注意的，像是在樂器合奏方面，對於每位成員的功能需要加以評估，再分配適合的樂器，例如有些精細動作比較弱的個案，一開始就拿很細的鼓棒或是需要使用手指頭的樂器給他，容易讓他們感受到挫折，於是建議這類型個案可以讓他們從簡單抓握的樂器開始。有些時候甚至可以小小改造樂器來符合特定個案需求。曾經有位個案因中風雙手都無力拍打或敲擊樂器，有位治療師便想到把響板黏上一個鬆緊帶綁在他腳上，讓他可以用腳拍響板，跟其他成員一起拍打節奏，不會因為自己身體的限制而無法參與活動；我也曾看過有治療師將鼓棒綁在手指無法張開的個案手臂上，只要揮動上臂一樣可以拍打、敲擊各種類型的鼓面。

在一般成人情緒覺察的使用上，我時常運用音樂治療當中的音樂與影像方法（music and imagary），它是由 Helen Bonny 博士所創立的 GIM（guided imagary and music）音樂引導想像延伸而來，本書在前面有簡單的介紹過，主要是透過治療師與個案簡單的晤談、搜集個案當下狀態等資訊後，治療師會與個案討論並一起選出適合的音樂播放，透過音樂與治療師的引導語引導個案探索自己的內在世界，感受平常可能被忽略、壓抑的想法與情緒。

## 協助個案發掘內在資源困擾時能覺察正向情緒

在這類族群中，我會使用音樂與影像的技巧來協助個案尋找自己的內在資源，讓個案感受到自我的支持與回憶過往的正向經驗，透過這樣的方式，讓個案感受到自己是有力量的、有希望的，尤其是在被一些情緒所困擾的時候，能夠透過實際上的畫面、圖畫來提取過往經驗所帶給他的正向情緒。

成人在練習覺察情緒就好像在養成一個習慣，沒有辦法抄捷徑，想要一天、兩天馬上學會是不太可能的；曾聽過一位老師這樣比喻，練習覺察情緒就像鍛鍊肌肉，不是一天練習好幾個小時肌肉就會長出來，情緒覺察也是一樣需要慢工出細活，逐漸培養成一個習慣、時常反覆的練習，久而久之便能變成習慣成為自己的一部分。

成人放鬆舒壓團體所有音樂相關活動都可以做，有時候我們會覺得放鬆舒壓好像只能靜靜得、慢慢的，感受呼吸、內在、冥想等等，但其實很投入、專注的玩樂也能感受到放鬆的感覺，不曉得大家有沒有玩遊戲玩到覺得時間過得很快的經驗，那是因為我們全神貫注的在玩這件事情上，當我們能夠聚精會神的玩樂，便能享受專注在當下，進而達到放鬆的效果。因此在帶領這類型的團體時，我們也時常加入音樂互動活動，像是樂器即興演奏、歌唱、詞曲創作、猜歌遊戲、歌曲接龍等等，讓成員們拋開平常時的規矩、框架，在音樂中享受遊戲的樂趣。

除了遊戲類型比較動態的活動外，我們也會帶領成員們進入比較安靜、探索內在的活動，透過音樂引導想像（GIM）讓他們覺察、抒發情緒，看似不同的活動類型，但都能達到我們想要的目標，也讓參與者從中體會到自己在不同的狀況下可能適合的放鬆舒壓方法，帶回日常生活中，幫助自己面對壓力和情緒的低谷。

## 《長者》

關於年長者的音樂治療跟其他族群一樣，範圍也很多元，從樂齡長者、亞健康長者、失智長者、老年憂鬱到帕金森氏症等，這些年長者常出現的疾病都可以透過音樂治療來緩解。

台灣面臨高齡化社會，從政府到民間組織都開始重視高齡化的問題，退休之後的老年生活，讓以前以工作為重的長者們開始失去重心，原本是家庭主婦的長者們，也因為孩子們另組家庭，漸漸的翻轉了原本以家庭為重的生活模式。此外，生理上的改變，讓長者意識到很多原本可以順利解決的事情，卻因為身體不再像以前那般硬朗、靈活，慢慢的都需要他人協助了。

很多長者因為年輕時期沒有培養自己的興趣，等到退休後，找不到生活重心，加上生理的改變，自尊心及自信心也跟著下滑。所謂的自尊心，是人對於自我價值感的整體感覺，因此，當自己覺得自我價值降低時，人們的自尊心也就跟著下降。現今社會對於長者的評價，多數讓人感覺到比起青壯年族群相對弱勢、各方面多不如年輕人，這樣的評價普遍傳遞出去，讓我們根深柢固的內化了這樣的感受，造成長者們覺得自己不如年輕族群，開始覺得自己無法學習新事物，在面對新的挑戰時，也會越來越怯步。

在人生的最後一個階段，長者還在轉化，這最後一個階段承載著人這一生的歷程，我們常常會想，為什麼人到老還要一直談論著那些過往的故事呢？因為，無論這個人生是不是自己想像中的樣貌，卻都是各自非常重要的元素。音樂治療師會運用長者們喜歡的歌曲（很多時候會是經典老歌）來與長者們一起討論音樂的時空背景、討論歌詞、討論自己的故事，回到以前的時代，透過音樂回朔過往。音樂治療師也會藉由音樂創作、即興音樂，讓長者們再一次檢視人生過往，漸進式的與長者們一起探索及回顧他們的生命經驗，陪伴長者們在人生的最後一段旅程找到新的生命意義及更有力量面對死亡。即興音樂的使用範圍很廣，除了與長者一起玩即興音樂之外，治療師也會依據現場狀況而使用不同的音樂即興方式，例如：長者們在動動身體、做律動時，音樂治療師會依照團體或個別長者的身體狀況，進行音樂的改編演奏，比起使用播放音樂的彈性更大，也更能符合每位長者的需求。

## 給予足夠空間及鼓勵 使用樂器對長者非難事

長者的音樂治療中，也經常使用各種樂器，跟著治療師一起有結構的或者即興的演奏樂器。人們常會認為長者在樂器演奏或音樂創作上會被侷限，其實很多時候，給予長者足夠的空間及鼓勵，使用樂器對長者來說並非難事。當然，除了使用樂器之外，唱歌也是經常採用的活動方式，唱歌時一吸一吐的呼吸時，不僅可以練習呼吸、維持認知能力及提升自信心，也可以讓心情變好，降低長者們的焦躁情緒並達到情緒調節舒緩的功效。

在團體課程中，我們會透過一些有趣的音樂互動遊戲，讓長者們有更多機會與其他長者一起交流，聊聊天、玩玩音樂遊戲，讓團體的參與度提升。

很多長者因為傳統的教育背景下，很難主動表達、在大家面前唱歌或嘗試新的事物。這也就是為什麼音樂治療師需要保持開放的心及耐心的等待，給予鼓勵但不強迫長者做不想做的事，即使只是坐在團體中微笑而沒有主動參與，這也都是一種參與的方式。等到長者準備好主動參與時，再用開放的態度歡迎長者一起加入音樂的行列，讓大家將喜歡音樂的心情帶回到生活中，不只是在課堂中唱歌及欣賞音樂，也可以在回到家後，繼續讓音樂成為生活中的新興趣。

以上介紹的是在台灣常見有使用音樂治療的族群。音樂治療不僅僅能在這幾個領域中引導及陪伴案主，還有很多其他領域值得被開發。近年來，國人對於心理衛生健康越來越了解和重視，也更能接受非藥物性治療，音樂治療也包含在其中，尤其在身心症、舒壓、支持性團體、創傷、藥酒癮、失智症等族群中也慢慢被重視，在後面的案例分享中，會就我們的臨床經驗跟讀者們分享音樂治療用於臨床實務。從事音樂治療工作到現在，深刻的感受到拿掉我們對音樂的框架及想像，對人的限制及評價，無論是在什麼年紀、什麼樣的族群，音樂都可能是一種很好的媒介，陪伴及引導人們達到心目中更好的生活品質。

Chapter 2

# 音樂治療的音樂應用

音樂對每個人來說都有不同的意義。在音樂治療的世界裡，音樂不僅僅是娛樂，它還可以是一種非語言的溝通及表達方式，可以是復健的一種媒介，可以是宣洩情緒的管道，可以是人與人之間的橋樑，也可以是陪伴我們一起度過人生的素材。接下來的文章裡，我們來談談音樂、人、音樂治療這三者之間的關係。

## 音樂元素

小時候的音樂課教我們一些基礎樂理，讓我們對音樂有最基本的認識，例如：高音譜記號、低音譜記號、節拍、小節、節奏、音符等，音樂在不同的文化與時空背景下，展現出來的相貌便會不同。平時我們在說的音樂，可以將它看作是一種用各種不同聲音及聲響組織而成的藝術。音樂的基本元素大致上分為三大項：節奏、音高、音色。

節奏包含了聲音的長短、速度快慢、節拍等，節奏在音樂中是不可或缺的元素，每個音要拉長要縮短，都是節奏的一部分。在很多曲子中會有拍號，而這個拍號代表著整首曲子固定的節拍，例如4/4拍，固定的是一個小節內有四拍，四分音符為一拍，而這個節拍是固定長度的，所以只要歌曲中沒有改變拍號，那節拍就會是固定且平均的。節奏跟節拍的不同會改變音樂的風格，以節拍來說，三拍子的歌曲，會被使用在很多圓舞曲或搖籃曲上，四拍子的搖籃曲則較少。

音高包含了旋律、音程、和聲，旋律就如同讀者們平日在聽音樂時，會有一個主要的旋律線，以流行歌曲為例，除了歌手主要唱的旋律線之外，伴奏的部分也會演奏出不同的旋律線，不同的樂器就會有各自發展出的旋律。音程是在音高上的任意兩個音組合而成，它所表示的是音與音之間的距離。和聲普遍上來說代表的是和弦（和弦是三個以上的音組合而成）及和弦的進行結構。

音色指的是聲音的特色，像是不同樂器發出來的聲音會有不同的特色，舉例來說，我們一般常見的像是鋼琴、小提琴、吉他等樂器，即使彈出同一個音符的音，我們也能分辨出是不同樂器所彈奏的，為什麼呢？這就是因為每種樂器所發出來的聲音會有不同的特色，對於聽覺比較敏感的人，甚至連同一種樂器但是不同一台所發出來的聲音都能分辨，像是用兩台鋼琴彈出來同樣的音，也是有很些微差別的。人的聲音也是如此，你唱DO這個音跟我唱DO這個音的音色一定是不一樣的。

## 現場音樂與錄製音樂

可能很多人會好奇為什麼現在音樂播放這麼方便，而音樂治療師還要扛著許多樂器到處跑，在與個案互動時堅持使用現場音樂呢？音樂治療很獨特的地方之一就是使用了大量的現場音樂，治療師必須兼備評估、與個案互動的能力和音樂背景與技巧，因為現場音樂更能隨時就個案的狀態、反饋而調整，無論是音樂的速度、音高甚至是調性都可以馬上做調整。

錄製好的音樂就只能照原本音樂的樣貌播放，時常無法配合個案當下的狀態，可能會讓個案較難投入到音樂當中；像是許多長者可能因為疾病或者退化的關係，反應速度沒有那麼好的時候，有些錄製音樂速度太快會讓長輩跟不上，不管是在律動或者單純的歌曲哼唱時，如果是現場音樂搭配，便可以隨時調整並且符合長者們的狀態做停頓或者其他速度上的變化，這樣用音樂跟隨、陪伴的技巧能夠讓個案感受到更多的同理與支持。

研究指出，現場音樂的演奏能帶給我們許多好處，像是感覺到自我價值、提昇我們的效率、激發我們的精神狀態、感覺到幸福等等，這就是為什麼音樂治療師要不辭辛苦的帶著樂器與個案互動的原因，希望用現場音樂帶給個案不一樣的體驗。

## 音樂治療活動的介入方式

音樂治療活動主要介入方式分成兩大類，被動式音樂治療法和主動式音樂治療法，本篇中我們要來看看這兩種方式如何運用在音樂治療中。

## 《被動式音樂療法》（passive music therapy）

指的是在音樂治療課程當中個案屬於傾聽、欣賞音樂的角色，沒有主動參與、創作，透過音樂治療師的引導、音樂的選擇，讓個案感受到音樂帶來的轉變或者喚醒內在某些被隱藏、壓抑的聲音，像是第一章介紹的音樂治療學派當中，音樂引導意象學派（Guided imagery and music）大多數就是使用音樂聆聽，加上治療師的引導以及聽完音樂後與個案的討論，讓個案能有探索自己內在的空間和機會，另外一些長者團體當中也會有部分單純音樂聆聽的時間，讓長者們聽見過往熟悉的歌曲以及歌手的聲音，回憶往事並重新感受自己生命的價值與意義，對於長輩們來說也是很重要的一部分，在身體不斷老化、衰退的當下能夠找回一點年輕時候的記憶與感受對他們來說是很重要的。

而我們自己也時常有聆聽音樂的機會，相信大家也都有過被某首歌曲療癒的感覺，但這樣的感覺如何延續、再現，就要靠治療師的協助了，有些人對於音樂治療的迷思是只有聽聽音樂就可以治療，但並非單純聆聽就能達到效果，而需要聆聽前的搜集資訊、評估個案狀況進而選出最適當的歌曲，聆聽完後續的討論、情緒的引導與抒發更為重要，如果你看到號稱有療效的音樂專輯千萬別被騙上當了！音樂不是魔法，沒有那麼神奇的。

## 《主動式音樂療法》（active music therapy）

指的是由個案本身一起創造出音樂，音樂治療師會針對個案的狀況做完整評估後制定適合的音樂活動，通常由幾個種類延伸而來，像是歌曲哼唱、樂器即興或演奏、肢體律動、詞曲改寫編寫、音樂遊戲等，藉由這些活動改善、維持個案的身心功能，這也是大多數音樂治療學派會使用的音樂治療活動方式，透過現場音樂、樂器的使用來協助個案，像是創造性音樂治療法、腦神經音樂治療法、心理動力音樂治療法等都很強調音樂使用與個案的互動，在音樂治療基礎的觀念當中提到“**music as therapy/music in therapy**”（音樂即治療和在治療中有音樂），這是在音樂治療師學習的背景當中要把音樂當作治療的主要項目還是在治療當中加入音樂，聽起來有點像在繞口令，不過對於音樂治療師而言，都會把音樂本身當作是治療的主要元素，讓音樂以最有幫助、最適合個案的方式呈現在治療當中。

在進行主動式音樂療法活動前，部分個案會有些擔心自己沒有音樂基礎或者曾經有一些不好的音樂表現經驗讓他感到怯步，像我常帶領的長者團體，許多長者聽到音樂治療課程以為要他學習樂器或者要視譜，這樣的想法讓他們有些抗拒甚至不願意加入團體中，必須經過治療師的解釋和引導，讓他們知道在音樂治療團體當中使用樂器是很自由的，不會被評價、規範，樂器只是表達的一種方式，沒有任何的強制性，漸漸的他們也能享受在音樂遊戲的活動當中。

## 不擔心被評價或不被接納
## 稚齡個案較易接受音樂活動

在臨床治療課程經驗中發現，年齡越小的個案通常越容易接受各種音樂活動，也更能在活動當中真實的表達、抒發自己的感受和想法。也許有人會疑問：小小朋友能夠

「說」清楚自己的感覺嗎?的確，他們無法用口語說出準確的感受，但他們可以透過樂器、音樂、自己的聲音來表達，這也就是音樂治療的特色之一，讓個案們可以不用單一的方法表達自己的內在世界，而年紀小的個案還沒有受到太多的社會、文化框架規範，可以自由的運用自己的創意及想像力，讓所有天馬行空的想法勇敢的展現，而不會害怕被評價或無法被接納。在大人眼中，平凡的鈴鼓就是拍打或者手搖，但在孩子們的眼中可以是方向盤、鍋子、盤子、游泳池、釣蝦場等盡情發揮出來的無限想像力，這也是主動式音樂治療活動吸引人的地方，音樂治療師可以根據個案表達出來的任何創作來編唱歌曲，用音樂搭配個案的創意做成獨一無二的音樂。

## 樂器、人聲、即興音樂成為互動媒介

在音樂治療中，音樂的各種元素都能成為被使用的媒介，各種樂器、人的聲音、音樂的即興及音樂遊戲都是常見的音樂治療介入活動。對於使用樂器，音樂治療師本人必須要熟悉至少一種樂器，有些學校會要求學生入學時必須具備鋼琴及吉他的技能，有些學校則需要會鋼琴及其他一種自己擅長的樂器。對於參與音樂治療的個案來說，則不需要會任何音樂技巧但也能在音樂治療的課程中使用樂器，經由音樂治療師的引導，讓個案使用樂器從非教育的角度出發，達到課程中為個案設定好的目標。就算在音樂治療課程中要學習樂理或音樂技巧，都是因為在學習的背後有另外一層的意義，例如：有些時候讓個案打鼓時拍打跟治療師一樣的拍子，目的不是為了學會打節奏，有可能是為了練習專注力。除了使用樂器之外，音樂治療師也經常會運用到自己能發出的聲音，可能是從喉嚨發出的聲音，也可能是身體其他部位發出來的聲音。

人聲的部分在音樂治療中也佔了一席之地，無論是唱歌還是使用樂器，每個人對於哪一個媒介用起來比較安全都有不同的感受。在一些團體中發現，有樂器做為媒介會讓人更容易參與其中，但對於喜愛唱歌、擅長使用聲音的人，人聲對他們來說相對安全。不管是樂器還是人聲，我們都不是音樂家，並不需要有一個完美的演出，而是透過這些媒介讓我們達到治療的目的。

## 透過創作表達想法及感受能讓個案得到支持與陪伴

使用樂器或人聲來做即興音樂，在沒有學過音樂的人聽起來是件困難的事，就算曾經學過音樂，也不一定覺得即興音樂是容易的。在音樂治療中的即興音樂跟大家想像中的可能有點不一樣，音樂治療中的即興音樂大致上可以分成兩種類型，一種是治療師與個案一起的音樂即興，另一種則是由治療師在課程中觀察個案後，依照當前的需求自己做的即興音樂。如同上面所說的，個案不需要學過音樂，在即興音樂時也是如此，治療師專注在跟個案一起演奏音樂的過程，透過個案演奏出來的音樂給予音樂上的回應，可能是器樂的也可能是人聲。除此之外，治療師與個案一起改編或創作音樂也是很需要的，透過創作表達自己的想法及感受，不僅可以藉由創作出的音樂被理解、得到自信心，也能夠得到音樂的支持與陪伴。

不同族群所使用的音樂類型不同，即興音樂上也可能會跟著改變，早期療育的音樂治療課程經常會使用簡單的和弦、朗朗上口的旋律、容易理解及學習的歌詞來達到孩子們的目標，可能是認識顏色、學習情緒、口語表達或人際互動；而在成人舒壓團體中，治療師可能會依照當下狀況來即興演奏音樂，以達到當前的需求，可能是放鬆、伸展、呼吸練習等。

音樂即興在音樂治療中被強調是重要的，但音樂治療課程並不完全只使用即興音樂，既有的音樂也一樣會被作為良好的媒介。使用個案熟悉的音樂可以從中建立關係、讓個案有安全感，也讓個案可以從一起聆聽、討論、演奏熟悉的音樂中得到快樂及達成目標。因此，讓個案透過樂器及人聲在熟悉的音樂與即興音樂上共同經驗一段歷程，與個案一起達到設定的目標，是音樂治療在每一位個案的人生扮演的角色。

## 音樂治療實務故事分享

接下來針對不同族群，分享幾個音樂治療師與個案之間不一樣的互動及目標。在不同年齡層跟族群的音樂治療課程，儘管是用一樣的音樂活動技巧，但因著族群不同、個案狀況不同及現場狀況，帶領及使用音樂的方式也就會跟著改變。

## 《早期療育：自閉症》

ＴＴ是我在美國工作時的個案，他被診斷自閉症到進入早療機構的時候已經在年齡的上限邊緣，在美國早期療育的系統是零到三歲，一但滿三歲時就會被系統排除在外，因為當時ＴＴ的個案管理師覺得她真的很適合音樂治療，覺得音樂一定會給她很大的幫助，所以即使只剩下半年還是轉介了。

第一次看到ＴＴ是在她的幼兒園，幼兒園非常的大，而且室內是一整個很大的空間，沒有任何隔間，我看到這個場地有點嚇到，因為平常我們都希望在上療癒課程時能有一個獨立的空間，比較不會受到干擾，而個案也能比較專心，不被其他事情、人物影響。

當我尋找到接洽的老師，他很客氣的跟我道歉，並說道：「因為學校場地的緣故，無法有獨立空間給你們，但只要天氣允許，我和其他老師都會帶其他孩子到戶外去活動，把室內的空間留給你們。」「學校老師一聽到ＴＴ要接受音樂治療都超級開心的！因為每次有音樂的活動都是她最開心也最配合的時候」老師一邊笑著一邊說。

就這樣，在愉快的氣氛當中我開始了和ＴＴ的第一堂課；對ＴＴ的第一個印像我記得很清楚，她綁著一頭很可愛的辮子，上面結滿了許多髮飾，就好像平常在電影當中會出現的可愛黑人小女孩一樣，她好奇的看著我，看著我的樂器還有皮箱，似乎沒有一點害羞和緊張，透過老師拉著我的手帶我到我們上課的位置；ＴＴ被診斷出有自閉傾向，評估報告上寫著她的口語落後很多，平時也常常出現自我刺激行為和些許情緒問題，也不喜歡有眼神的交流，這些都是很常在有自閉傾向的兒童身上看見的，但這些情形在第一次的課程當中都沒有發生，ＴＴ很興奮的與我一起玩樂器、用不清楚的咬字哼唱歌曲，甚至願意讓我牽著她的手做某些活動，這讓我非常驚訝。其實在一開始接到轉介單時有點擔心ＴＴ會是比較難建立關係的個案，但她的反應大大的讓我鬆了一口氣，讓剛開始工作的我得到很大的鼓舞。

## 用音樂遊戲建立關係
## 自閉兒較願意張嘴模仿

我記得一開始ＴＴ因為口語很少，常常在學校有人際上的衝突，我便用學校老師教的簡單手語編了一首歌曲和ＴＴ一起邊唱邊比手語，讓她願意使用這些動作，在有需求或者是想表達的時候可以透過手語來協助，過了幾週後，她在學校衝突的次數真的慢慢減少了！我也用ＴＴ喜歡的歌曲改編成簡單的發音歌，讓她先有更多意願開口發出聲音，不曉得是不是曾經有被逼迫或者不好的經驗，ＴＴ一開始的時候有點抗拒模仿說話，我只好先用很搞笑的方式來示範玩聲音這件事，讓她覺得我們是在玩而不是教學或者要求她做些什麼，ＴＴ才比較能接受張開嘴巴模仿我的動作，當我們關係建立起來、她願意信任我以後，也願意開始模仿我說的字和句子，這對她能開始開口與他人溝通是邁進了很大一步。

我每個禮拜都固定和ＴＴ見面一次，當初會與ＴＴ約在幼兒園有很大的原因是因為ＴＴ的爸媽工作都很忙碌，他們無法抽空讓我去家裡進行課程，即便如此，ＴＴ媽媽還是很積極的參與ＴＴ上課的過程，她總會留下紙條請老師轉交給我，上面寫了ＴＴ最近的狀況還有媽媽在家中的觀察，透過文字，感受得到ＴＴ媽媽對她的用心照顧。雖然ＴＴ的狀況特殊，媽媽也因為經濟壓力不得不去工作，但ＴＴ媽媽雖然未曾謀面，我總覺得ＴＴ媽媽不陌生，而我也會在每次課後記錄今天與ＴＴ互動的經過和方式，讓ＴＴ媽媽了解我們上課的活動，還有她們在家裡可以如何延續、練習。

我與ＴＴ上課倒數的最後兩堂課，照舊我來到ＴＴ的幼兒園，準備好我的樂器、教材便開始和ＴＴ的課程，上到一半我發現ＴＴ的眼光好像一直在找尋窗外的某個身影，我便好奇的順著ＴＴ視線的方向看過去，突然一位沒見過的女性跑進教室，ＴＴ馬上跑上前去給她一個大大擁抱，而她看到我錯愕的表情馬上開口說：老師我們終於見面了，我是ＴＴ媽媽！哇！真是一個措手不及的驚喜，沒想到ＴＴ媽媽會跑來學校與我們見面，當我還沒回過神，ＴＴ媽媽又說：「我其實在外面看了一會兒了，要不是被ＴＴ發現我還想繼續偷偷看下去，我真的好感動，難怪ＴＴ會這麼喜歡音樂治療課，每次上完課回家她都特別開心，也特別穩定，最近也比較能夠接受陌生人的接觸和比較願意開口表達，我真開心ＴＴ在這半年能夠接觸音樂治療！」

受到突如其來的肯定與稱讚，讓我有點不好意思，我回應媽媽，如果沒有她的一起努力，願意練習我出的「家庭作業」、願意陪伴ＴＴ找尋最適合她的療癒方式，ＴＴ也不可能進步這麼快，音樂治療是陪伴ＴＴ的一個方式，但父母的付出以及用心更是最大的幫助。

ＴＴ媽媽知道我們剩下兩堂課，她想要在結束前親自來看看我這位紙上的朋友，也看看ＴＴ真實上課的狀況，她對於自己無法參與每堂課程感到很惋惜，但最後的機會她特地請假來與我見面，也看得出她對於ＴＴ療癒課程的看重，我利用最後幾分鐘，帶著ＴＴ與ＴＴ媽媽一起做了一些小活動，看得出ＴＴ非常喜歡與媽媽一起遊戲，這讓她更願意嘗試一些對她來說有挑戰性的「關卡」。

在結案的時候，我收到ＴＴ媽媽和ＴＴ做的卡片，上面附了一張ＴＴ媽媽從外面偷偷拍的照片，雖然沒有很清楚，但很真實的呈現了我跟ＴＴ上課的樣子，每當我看到照片，總會想起這位熱情的媽媽還有我們當筆友的日子。

## 《學齡兒童：高風險家庭》

A是一位二年級的小女生，我還記得我看到她的個案資料介紹時，心臟揪了好幾下，無法想像一個七八歲的孩子，是怎麼艱難的忍受著家庭對她的傷害，不僅是身體上的還有心理層面的，好難想像。

第一次見到她是在某個機構課後班，我進到教室看到一群孩子們圍著一張大桌子正在寫功課，當輔導員喊著A的名字時，她驚恐的抬起頭，好像一隻受到驚嚇的小動物，身體本能反應的縮在一起，眼睛瞪得大大的看向我和輔導員，輔導員告知我是今天要與她上課的老師，要她與我一同上樓到另外一間小教室，她緩慢的收拾著自己的東西，默默的向我走來，我蹲下跟她自我介紹並打招呼，她從頭到尾頭低低、不發一語的跟著我上樓。

在樓上教室裡，我打開吉他對她唱起打招呼歌，並介紹課程會維持十週，每次六十分鐘，之後邀請她從我帶來的樂器中挑選一樣，她看了我一眼便搖搖頭，我問她，你都不想要嗎?她繼續搖頭,我便一個個拿出來,發出不同樂器的聲音給她聽,但她依舊不敢選任何一個樂器,我便把鈴鼓推到她前面,開始唱起兒歌來,一首、兩首、三首,唱到第四首的時候她終於拿起鈴鼓和我一起跟著兒歌拍唱,雖然很小聲,但我可以看到她很努力的想要和我一起玩音樂。這是我對她的第一印象,就像隻受傷的小動物對周遭所有新的事物都很害怕,不時的發抖著身體舒緩緊張的情緒。

隨著每週的課程,明顯的看見A越來越放鬆,也越來越願意在音樂課時與我分享自己的生活與心情。還記得在第三次上課前,當我正推開教室大門要邀請她一起上樓時,輔導員大聲的叫著她的名字說:妳最期待的音樂老師來了,快點收好東西上樓去!看見她臉上充滿笑容、三步併作兩步的與我到樓上教室,那種愉快的心情也感染了我,但每每在聽她分享自己這週過得怎樣時,我的心又沉了下來,她會說:今天警察伯伯來家裡找我爸爸,爸爸就叫我跟他們說他不在家,然後自己偷偷從後面跑走,有時候有其他人也會來找爸爸,說爸爸欠他們錢,叫爸爸要回電話給他們。

## 腦海中的旋律無法被奪走
## 會陪伴每個痛苦煎熬時刻

爸爸在家的時候會一直喝酒，我都不敢靠近他，因為他會變得很恐怖，我看到他開始喝酒就會躲起來，不然就完蛋了！但是我還是很喜歡爸爸，希望他不要常常跑出去就不回家。有一次和A讀到一本有關生氣情緒的繪本，繪本裡的小女孩在生氣，爸爸媽媽怎麼安慰她都沒有用，唸完繪本時，A問我，妳有媽媽嗎？我說有呀！我有媽媽。A小聲的說：那為什麼我沒有媽媽。聽到她的發問，我一時不知道該如何回應，問她想不想寫一首有關媽媽的歌，她馬上說好，於是我先與她把歌詞想好後，依照她的選擇替她編寫旋律，完成了專屬於她的《媽媽的歌》。

在上課到第五次左右，有一次，下課時正在等待她收拾東西，輔導員向我走過來，詢問她上課狀況以及告訴我她最近的改變，輔導員開玩笑的說：我都想進去一起上課，看看她跟老師都在做什麼，為什麼每次上完音樂課她總是開心的一路唱歌回家，整個人的感覺完全不一樣，以前她總是不說話、沒什麼表情的待在一邊；這時我才發覺，好像每次的音樂陪伴在她身上，漸漸的有帶入生活當中。她感受到了自己一個人的時候還有音樂可以陪伴著她，因為在腦海中的旋律是無法被奪走的，就像電影《春風化雨 1996》一樣，在監獄中的受刑人雖被剝奪了自由，但在心裡的旋律則可以陪伴著她每個痛苦煎熬的時刻。

## 《青少年：大學生族群》

Q因為發展遲緩，從小接受資源班的特殊教育，在高中、國中小階段特教班，他是能力算不錯的學生，在班上是特教老師的小幫手，也很樂意協助其他行動不便或有需要的同學。但升上大專後進入了一般班級，與一般學生一起上課，他的程度明顯跟不上同儕，加上本身有過動的特質，讓他無法專注在課堂上，也因理解力較弱而無法學習理解大專程度的課業，與同儕的互動更是因為以上種種原因時常造成誤會和衝突。

在大專的第一年讓Q遇到許多挫折，原本逐漸穩定的衝動行為和情緒突然爆發了出來，家長表示Q好像變了一個人似的，很衝動、易怒，可能別人不經意的一句話，就可以讓他情緒爆發好幾個小時無法消停；在大二時，專輔老師推薦他參加資源中心辦的音樂治療團體，Q很期待的參加，但也不免擔心在團體中要應付更多人際狀況，在老師再三說服以及保證他可以隨時保留自我空間休息後，Q踏進了音樂治療團體的教室。

根據專輔老師描述，Q平常不太願意談論自己的負向情緒，不確定是因為表達上的狀況還是心裡產生排斥抗拒，但總是等情緒爆發、後續產生許多危險的行為才讓身邊的人感到很害怕。於是一開始在團體中，我便告知成員們會給予大家需要的空間與彈性，只要他們提出需求，便可以暫時離開休息，不一定要強迫自己待在團體或者一定要分享些什麼，我更看重的是他們當下的感受與情緒，因為我相信如果還沒有準備好就強硬的要分享或者袒露某部分的自己，會對參與者造成傷害。

還記得Q第一個禮拜在團體中用非洲鼓拍出了他既期待又擔心的心情，讓我印象深刻，好像訴說著自己好想要融入大學這個大團體裡面，但第一年的經驗讓他好受傷好無助，不知道該怎麼辦。當他拍完鼓，我邀請其他成員猜猜他的心情，當有成員猜對時，Q的眼神充滿著被接納、同理的喜悅，好像在說這樣的正向經驗給了他一點點希望，在人際互動上有不一樣可能的希望。

一開始在團體中，Q表示他沒有特別喜歡的歌曲，也不會特別去找歌曲來聽，通常都是跟著別人聽歌，或者隨機播放音樂當作背景音，沒有特別留意歌曲帶給他的感受，更提不上喜不喜歡。但隨著團體成員的分享以及團體中透過歌曲、樂器互動的小遊戲，Q開始對音樂產生了興趣，他會詢問治療師和團體其他成員當天分享播放的歌曲名稱，並馬上記錄在手機或在播放音樂軟體裡加入歌單，回去再反覆聆聽。透過這樣的行動，讓Q與其他成員有更多共同的話題，甚至延續到團體外的日常生活中，同時這樣的分享也拓展了Q對不同音樂種類的認識，讓他更意識到不同音樂帶給他的感受和他如何可以更有效率的使用音樂。雖然團體只有短短八週，但我看到了Q在團體中越來越願意分享，不管是自己的想法或者是更主動的參與活動，也在團體人際當中漸漸找到自信、自我價值感和寶貴的人際互動正向經驗。

## 《成人：矯治機構毒品受刑人》

記得第一次要進團體前，我花了很多時間找資料，了解音樂治療在監獄裡的運用，參考其他專業在監獄中扮演的角色及實質上的幫助，但不管看了多少資料，一樣感覺很不踏實，依然不是很確定毒品受刑人的治療團體應該要怎麼互動，哪些話該說哪些不該說，想了很多種可能，太多的想像讓自己感到不安。一直到真的踏進監獄，才發現其實有些擔心都是自己想象出來的。這些文獻跟資料雖然給了參考，但實際上最重要的還是人與人之間的連結，將每個人視為平等的個體，不戴有色眼鏡看待大家，把自己放在與他們一樣的位置，真誠而且專注在這個團體中，尊重大家的不同，也允許大家在這個團體裡的所有發言及創作。

在去上課前，跟曾經在矯治機構服務的心理師聊天，他告訴我：「把他們當成一般團體帶，不要有太多設限，就會看見更多可能，限制太多就不有趣了。」朋友的這番話在當下我還沒有太多感受，直到第一次進到團體中，才真的理解我的那些擔心如果繼續存在，那團體裡可能會有很多事情不會發生，大家可能不會放心分享、不會在音樂的世界裡經驗感受，當然也可能就沒了這些創作音樂的可能。

班上大約二十人，真的學過音樂的不超過五人，在我進監獄工作前，已經有人捐贈鋼琴、電吉他、吉他、爵士鼓、貝斯等樂器，畢竟音樂治療的主要目的不在學習音樂，因此，沒有真的想過要教大家跟樂理相關的能力。當音樂就緒，課程開始，原本想很多的大腦把我往音樂的世界裡帶，剛好大部分的受刑人都喜歡音樂，開始了一些比較容易上手的音樂活動，讓大家分享喜歡的音樂，聊一聊這些音樂帶給他們什麼。我們一共有十六堂課，在經過幾次課後，我說：「不然我們來創作吧！」，每個人都抱持著懷疑的態度，有些人覺得自己不會音樂，連以前學校音樂課教的都不會了要怎麼創作，也有人雖然有音樂基礎，但不認為自己有創作的能力。

很多經驗都是要一步一步累積的，願意嘗試新的事物，可以忍受挑戰新事物的挫折跟焦慮，都是慢慢學習來的，而音樂的經驗有的時候也相同，雖然音樂跟人的連結是那麼自然，但在我們成長的過程中，很多經歷會導致我們對音樂的樣貌有不一樣的連結。從小如果經驗到的音樂都是音樂課的時候被老師罵，唱歌被別人嫌難聽，沒有什麼好的經驗值時，要在剛開始大家不熟悉彼此、關係還沒有建立起來、也沒有任何好的音樂經驗的情況下，兩三個小時內就邀請大家一起來玩音樂，的確有點不切實際。

## 受刑人背景各自不同　尊重彼此擁有的故事

團體裡，每個人都有自己的故事，開始用毒品的原因都不同，課程開始前我也不知道所有人從小到大的背景故事，所以我期望大家可以選擇要告訴我哪些事情，可以選擇在團體裡或寫信給我的時候想分享到什麼程度，當他們準備好的時候再分享，不要有壓力。也請所有人尊重別人的發言，尊重每個人對音樂的喜好，只要不是惡意傷害的，我們都可以在課程裡面找平衡。我相信大家能尊重大家，也請大家互相尊重彼此。在監獄裡待久了，能夠在這短短的時間內得到一點自由和被尊重的感覺，大部分的人是珍惜的。在接下來的課程裡，還是會有互相看不順眼或爭執的時候，但多半都可以慢慢的找到一個在團體裡的相處模式。剛好也碰到管理個案們的主管很用心，給了這個團體的自由空間比較大，我們帶起團體時就更容易些。

從一開始分享自己喜歡的音樂，有些同學很活潑，能侃侃而談，有些同學一句話都不說，我印象中，其中一個同學在班上都不說話，無論大家分享什麼音樂他都沒有表情也沒有反應，我們做活動的時候，除了讓大家把自己的想法寫在紙上時他會願意寫幾句外，其他的活動都不會參與。當關係慢慢建立起來，他從原本參與度極低的狀態，到主動在大家面前唱歌，對團體的放心可以從這樣的改變看出來。在這過程中，我們討論一些大家喜歡的音樂，從音樂的樣貌，音樂帶來的感覺，也討論歌詞，在這樣的討論中了解大家平時的音樂喜好，這些音樂喜好也跟大家的生活有密不可分的關係，我們也從大家普遍都知道的音樂中選了幾首跟大家討論。

舉例來說，以台語為主要語言的受刑人，選擇的歌曲大部分都是台語歌，黃乙玲「人生的歌」、詹雅雯「想厝的人」，這些都是很多五十到七十歲受刑人有感覺的作品，歌詞裡有很多都跟受刑人目前的的狀態有關連。而年輕的受刑人，包含教育水平、居住地點等，這些因素都會影響到選擇的音樂。

因此，在大團體中分享的音樂非常多元，依照大家喜歡的音樂類型，每次兩小時的課程，便可以運用這些音樂做不同編排，我們做的介入方式包含：討論音樂跟歌詞、改變歌詞裡的一句話、歌詞改編填空、歌詞接龍、音樂遊戲、選擇一個代表自己的樂器、一起使用簡單的小型打擊樂器合奏、音樂節奏合奏、人聲即興與合唱、音樂派對、回憶過去及即興音樂等。當他第一次在大家面前唱歌，其他原本就喜愛唱歌的同學在他找不到歌詞唱到哪裡的時候，主動協助他找到歌詞，年齡差距甚大，原本沒有什麼交集的兩個人，便在這樣的互動中互相支持，也感覺到一點點的窩心。

## 音樂創作提升自我價值 帶給生命新曙光

有了一點自由、有了尊重，接下來還需要一點「我能夠改變些什麼」的動力，對這個人生再燃起一些希望，透過這些音樂活動，慢慢地給大家音樂好像沒有那麼恐怖，好像真的可以一起體驗音樂，可以跟帶領者及團體裡的這群人一起經驗音樂帶來的力量。曾經有人問我，在受刑人這樣的環境跟狀態下，他們真的可以享受在音樂中嗎？真的可以共同創作音樂嗎？舉個例子來說，我帶了一顆非洲鼓，跟大家一起玩節奏，受刑人A

曾經是知名夜店的公關，另一名也曾在酒吧裡面工作的Ｂ，酒吧裡有現場樂團，於是他在工作中學了一些樂器，打非洲鼓的Ｃ是在監獄裡面自學爵士鼓，大家原本的生活其實都非專業音樂人，當Ｃ拿起非洲鼓隨性的拍打出節奏後，Ａ跟Ｂ將曾經在外面划酒拳的方式融合在非洲鼓的節奏裡，身體直覺的跟著搖晃打拍子，立刻就演繹出很棒的即興音樂。

當團體關係建立起來，大家願意分享的事情越來越多，我們開始運用音樂回溯到小時候，再從小時候慢慢的回想，這一路走來他們心裡覺得重要的事情是什麼？不管跟原生家庭及後來新建立家庭的關係好不好，幾乎每一位學員都認同在人生的這個時刻，家人對他們來說都是很重要的存在。也就是因為這樣，我們決定創作一首歌曲，用每個人送給家人的一句話作為歌詞，大家一起把這二十幾句的歌詞安排好順序，每一句話都是對家人的思念。

當歌詞準備好，大家一起試著唱唱看些歌詞要譜上什麼旋律，我則是從旁協助大家，確定剛剛唱出來的旋律是什麼並且記錄下來。當然這個過程不是一兩個小時就能完成的，從探索自我到完成音樂，決定歌曲的名字《故事中的我們》，我們花了好幾堂課的時間才完成作品，同時也在監獄中演出。

## 《故事中的我們》創作歌詞分享：

給我一壺茶的時間聊聊吧　不知從何開始找不到回家的路
剩下自己以後才發現家的重要　自私的　從未考慮過家人的感受
何時才能學會為自己行為負責　自己人生　自己走
看得見的不見得擁有　看不見的可以是承諾
照顧好自己　好好活下去　省得家人掛心
如果再回到從前　原諒彼此給的傷　用心的心情回家
如果一切能重來　我一定會小心珍惜自己
不論我身在何處　你們依然都在
世界上最難分離還是親情　浪子回頭的我如何找到回家的路
從自我被棄及放棄愛我的人　母親的叮嚀和父親的眼淚讓我想回家

何時才能學會為自己行為負責　自己人生　自己走
看得見的不見得擁有　看不見的可以是承諾
照顧好自己　好好活下去　省得家人掛心
盼望你翱翔天際　多希望能牽著你　一起走下去
就算折斷了翅膀　還有你們帶我一起翱翔
不論我身在何處　你們依然都在
以往孤單和寂寞就是靈魂的重量　生命力量是自己
如果重新再來過　我仍選擇多元有愛的家
不論相隔多遠　思念繫著我們
家是永遠不離不棄的連接　最暖的愛圍繞在我的身邊
失去所有我是否能好好活下去　終於學會　愛自己

## 藉音樂喚起創造力
## 療癒自己也療癒別人

這裡創作的每一句歌詞都是受刑人最真誠想告訴家人的話，每個人重新回顧自己的人生及目前的狀態，在這個社會上，每個人都帶著傷，我們該如何跟這些傷相處或許是當務之急。加拿大精神科醫師嘉柏・麥特（Gabor Mate）曾經說過：「固然並非所有成癮源自於受虐或創傷，我十足相信癮頭其來有自，均能追溯痛苦的經歷。傷害，是所有成癮行為的核心。」因此在課程裡，我們儘量不問個案「為什麼」戒不掉，而是看見所有人曾經或正在經歷的空虛、悲傷及痛苦。身為我們的角色，就是儘量接納受刑人本來的樣子，不要評斷他們什麼，因為每個人都可能有各種不一樣的人生，我們所做的就是引導也陪伴他們，透過音樂慢慢地找回當下的力量，喚起大家的創造力，試著用音樂表達、創作、療癒自己也療癒別人，

一位受刑人長輩D在給我的信中寫道：「從老師身上見證了奇蹟，女監大家都寫信來要歌詞，說《故事中的我們》非常好聽，老師您真的太神奇了，一人一句竟能排成首歌，這是我活到五十八歲從未見過的神蹟。」

對於許多受刑人來說，在這道高牆中的生活已經讓他們失去對生活及未來的期待，

也快忘記自己還有些能力可以做些什麼，當然，同學中也有人明確的表達自己未來出去後想做的事，但團體中大部分的成員對於離開監獄之後的生活是徬徨緊張的。團體的受刑人們多數目前都還在監獄中，已經出獄的是少數，對於未來出獄後的生活，我們無法預測，但至少在他們還未離開監獄的時候，音樂治療可以給大家一個安全的地方探索自己，看看這一路走來的傷，觀照自己的身心，看見自己的可能性，也給人生帶來一些期待。

＊人生的歌 - 黃乙玲

＊想厝的人 - 詹雅雯

## 《長者：失智長輩與主要照顧者支持性團體》

長者團體包含了樂齡長者、失智長者、失能長者及其他身心障礙者。在台灣最常見的長輩團體莫過於樂齡長輩及失智症長輩，以長照據點為例，大部分還是以輕度或中度失智長輩為主要參與者，失智長輩一樣會有個別課或團體課程，如果是在長照據點，以團體為主，如果要安養中心或到宅的個案，就會有團體或個別個案。

我見到阿嬤的時候，她已經被診斷出輕度失智症，進來團體之前，社工告訴我，阿嬤對音樂沒什麼興趣，還有一隻耳朵重聽，家人說在家不會聽音樂也不唱歌，對家人關心的方式比較嚴厲，就像以前傳統的長輩一樣，不會擁抱也不會說想念或愛，對於晚輩的關心都還是以「叨唸」居多，常常與孩子會有劍拔弩張的狀況，因此社工擔心阿嬤在團體裡的表現及能不能適應的問題。

「老師，我從以前就很歹命，都在工作，不然就是做家事，哪有時間聽歌。」這句話每堂課我都會聽見阿嬤重複，阿嬤大約八十幾歲，因為老公過世的早，所以一個人承擔家計，照顧五個孩子。

第一天我唱著「快樂的出帆」，問阿嬤有沒有聽過，阿嬤說：

「老師，這個歌很老唉，啊你怎麼會唱？」

「我就是聽大家唱偷偷學起來的啊！」

「你怎麼這麼厲害！那你接下來要唱什麼？」

就這樣一首又一首，要從阿嬤口中問出喜歡聽的歌真的很難，只好從我開始唱她們年代當紅的歌曲，來看看阿嬤的反應。雖然阿嬤說年輕的時候都沒在聽歌，但其實只要唱符合她們青壯年時期的歌曲時，阿嬤大多是有回應的。雖然不會一起唱，但可以告訴我這些歌曲有沒有聽過。從這些經典老歌出發，慢慢的跟長輩建立關係，一些簡單、可以有點成就感的音樂遊戲，讓長輩在團體裡先得到安心的感覺，再邀請長輩走出下一步。

## 運用音樂增添生活樂趣 是治療工作期待的收穫

接下來的課程中，我準備了一本歌詞本，裡面有三十首經典老歌，當中包含國語、台語、日語及客家話，準備不同的語言是為了團體中不同背景的長輩們，我們會依照團體成員的背景，決定所使用的歌曲，我也有碰過整個團體的長輩都不太會講國語，台語是他們的主要語言，對國語歌一點概念也沒有，那我就會使用台語歌曲多一些。

阿嬤拿著歌本，我問阿嬤想聽什麼歌，阿嬤說：「都好，你選。」因為怕阿嬤以為我要請她唱，所以我請阿嬤選自己想要聽的歌曲，我來唱給她聽，但阿嬤依然交由我做決定，大概上了四次課，阿嬤對於音樂治療課也漸漸的習慣，開始可以大膽的說出今天要聽的歌曲，再過兩週，阿嬤自己開始跟著旋律輕輕的唱和，我邊唱邊給了阿嬤一個點頭微笑，課程結束後跟阿嬤說：「你唱歌很好聽唉。」阿嬤笑笑說：「唉嚨不好了啦。」

在最後一堂課的時候，阿嬤的家人特地來到機構，想看看這堂課到底長什麼樣子，因為阿嬤回到家後，就開始翻開歌本一首一首唱，雖然常常唱到家人都不知道阿嬤在唱什麼。家人說，阿嬤以前在家很嚴肅，不知道為什麼突然變得比以前柔軟，還會跟大家擁抱，對於家人們來說，覺得阿嬤的變化很大。阿嬤願意在家拿著音樂治療課的歌本唱歌，讓音樂走進她的人生中，對這個歲數的阿嬤來說是一個很大的改變。課程結束前阿嬤問我：「啊以後還有妳的課嗎？」我笑笑：「我不知道唉，要看這邊有沒有安排喔。」阿嬤：「謝謝妳，每個禮拜看到妳都很開心。」

有人問我，音樂治療師常常讓個案唱卡拉OK嗎？唱歌聽起來是件容易的事，音樂治療師在邀請長輩唱歌的時候，能不能引導那些其實喜歡唱歌但卻不敢開口、喜歡音樂卻不知道怎麼開始親近音樂的長輩們，在人生最後的旅程運用音樂增添他們生活中的樂趣，讓生活過得更愉悅，是治療工作最大的考驗。

## 主要照顧者支持性團體

在臨床工作上我們經常發現，比起只照顧個案本身的心理健康，連同主要照顧者的心理健康一起照顧通常會是更好的方式。將整個照顧的系統考量進來，對被照顧者及主要照顧者來說都是重要的。當然，主要照顧者的支持性團體，並不僅限於照顧長輩者，也包含照顧任何年齡層身心障礙者的支持性團體，就像很多媽媽們聚在一起時會互相支持、聊聊「媽媽經」是一樣的道理，照顧者們也需要走在類似歷程上的人們互相扶持及交流。

音樂治療除了長輩團體外，也做主要照顧者的支持性團體，這些支持性團體走到最後，我們期望能夠在課程結束後他們仍然可以互相支持，所以跟某些機構合作的時候，我們會希望是延續下去的。而要打破大家的隔閡，音樂是很好的媒介，對於大部分的人來說，音樂都很能讓自己找到一些與自己相似的地方，就像我們聽一首歌會被突然打中，覺得這首歌就是在講我現在面臨的狀況。課程中討論音樂的內容、好好的聆聽音樂、分享音樂、使用節奏樂器、即興音樂創作等，都是我們經常會使用的方式。

小萍（化名）大姊照顧的對象是她患有早發型失智症的的先生，早發型失智症跟我們常聽見的有些不同，大部分早發型的年齡較輕，大約在六十五歲以前，在病程上，也比其他類型的失智症退化得更快，對於早發型失智症的家屬，這絕對是個煎熬，畢竟這麼年輕，看著自己或看著別人迅速的退化，是一件很可怕的事情。之前有部電影「我想念我自己（Still Alice）」，刻畫了早發型失智症的整個過程及狀態，大家如果有興趣想多了解，可以去看看這部電影。

## 照顧失智親人肩擔沉重
## 讓人想喝「醉了便不會醒」的酒

課程剛開始時，我邀請大家選擇一首自己與被照顧者之間有關連的歌曲，什麼都可以，選一首最有感覺的來分享，大姊選了呂方的「朋友別哭」，這是我第一次聽，很認真的把音樂聽完。小萍說，這首歌是她的一個好朋友分享給她的，在先生發病之後，她選擇自己承擔，沒有把事情告訴太多人。有一天，小萍以前在大陸工作的好朋友打了通慰問電話給她，她一如往常的告訴朋友自己過得很好。朋友再一次打給她的時候，生氣的對她說，為什麼發生這麼大的事情都不說呢？不把她當朋友嗎？為什麼到現在還要這樣硬撐呢？小萍的朋友在電話另一頭放了這首歌，跟她說不可以掛電話，讓她把這首歌聽完。從這件事過了以後，她說這位朋友幾乎每天都會從大陸打電話給她，陪她聊天聊地聊八卦，讓她的心情比較開朗。

小萍分享了其中一句歌詞：「什麼酒醒不了，什麼痛忘不掉……」這句話是她最有感覺的一句歌詞，因為她常常想，什麼樣的酒喝了不會醒呢？喝了可以讓大姊就這樣睡著不要醒。我看著大姊，問：「最近一次有這樣的感覺是什麼時候呢？」

小萍說：「昨天！」我心裡揪了一下，停頓了一小段時間，接著，問：「有什麼特別的事情讓你有這個想法嗎？」

＊朋友別哭 - 呂方

小萍告訴我，她的孫子在學校有個活動，要孩子們許個願望，放在星砂瓶子裡，其他孩子的願望，大部分都是出去玩、買玩具等，但她孫子的願望是希望爺爺的病快好起來，這樣爺爺就不會忘記他的名字，就不會忘記他了。小萍說到這，禁不住哽咽起來，她告訴我：「我不知道這條路有多長，不知道未來在哪裡，所以看著我老公收藏的酒，很想喝下去就都不要醒過來了。」

聽著小萍的故事，團體中的成員們都感受到一樣的無奈，但也深刻的發現小萍的韌性跟堅強。在小萍的生命中，音樂是不可或缺陪伴她的元素，每次聊到音樂，她總能滔滔不絕的跟大家分享，聊到照顧的先生，有些怨懟、有些感嘆、有些辛酸，而願意這樣走出來上課，願意做出這樣的嘗試，不只小萍，團體裡的每一位參與者，願意給自己一個機會、一點時間，都是很值得被鼓勵的。

從這些小小的音樂活動，讓大家累積了很多音樂經驗，接著我們共同創作了一首屬於這個團體的音樂，這個支持性團體是每年持續性辦的活動，也因為大家一起創作的音樂，讓大家有機會上台演出。音樂治療中的合唱團體上台表演，要的不是一場完美的音樂會，而是從這場表演得到了自信心，也透過這樣的傳遞方式，讓大家有一個管道告訴大家主要照顧者的辛苦，請大家多了解這些疾病，也多體諒身邊的主要照顧者們，也用這些音樂感動自己跟身邊的人。

記得小萍有一次分享，當她真的狀況很差、很想就這樣殺了被照顧者再自我了結的時候，她想起我們一起創作的音樂，想到她不是只有自己一個人，自己的音樂跟團體的支持力量在這個時候又被看見。過了兩三年之後，在聽到其中一位參與的主要照顧者分享「感恩老師，這首歌聽了還很感動，沒聽還會懷念，真的作的很棒。」

再一次讓我感受到團體不是只有在團體的當下，團體結束後還是有機會留下些什麼在大家的生命裡，留下的是音樂的感動跟力量。

## 《主要照顧者團體創作歌詞分享：》

我很感恩我擁有的一切
常存憐憫喜樂感恩盼望的心
多想想自己 快樂充實過每一天
我陪你 你陪我 一起看夕陽 一起看雲彩
明天陽光依然燦爛
好好照顧自己長命百歲 身體健康
越急越靜
苦難是畫了妝的祝福
淚乾了 傷好了 自己依然堅強站起來

讓悲傷隨風而逝

隨緣自在 圓滿一生 瀟灑一回

在這個章節中分享了很多音樂治療的概念，讀者們應該也會發現，音樂除了在我們音樂治療課程中能夠發揮它的作用外，結束了音樂治療課程，音樂一樣可以在我們的生活中發揮效用。接下來的這幾章，我們會分享在生活中可以運用音樂的方式。音樂沒有絕對的好壞，使用音樂也沒有一定的方式，透過這本書，希望可以讓大家在平時的生活中更進一步靠近音樂，嘗試用不同的角度來感受音樂。

PART

2

# 如何用音樂陪伴自己

M U S I C & M O O D

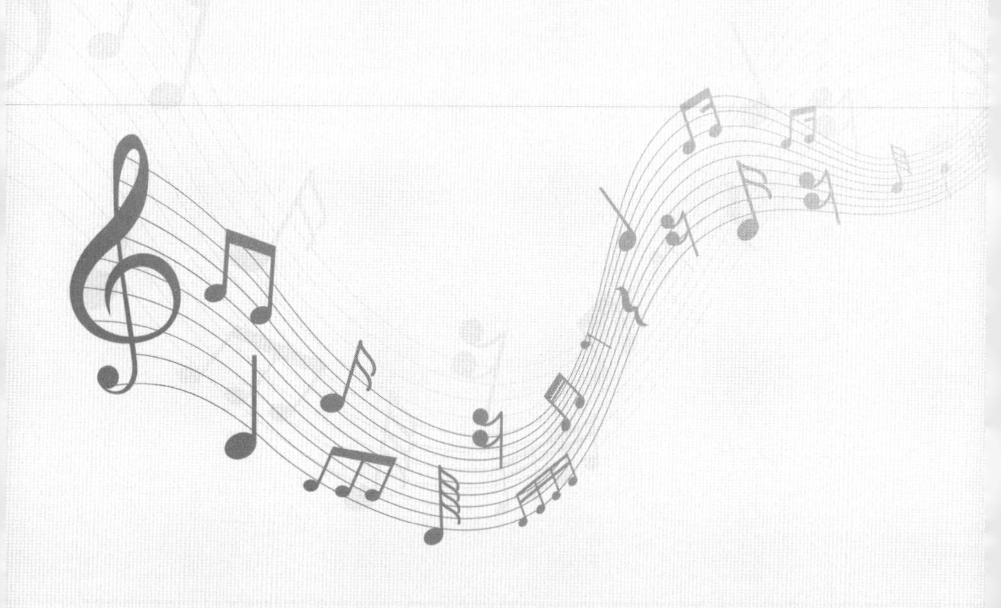

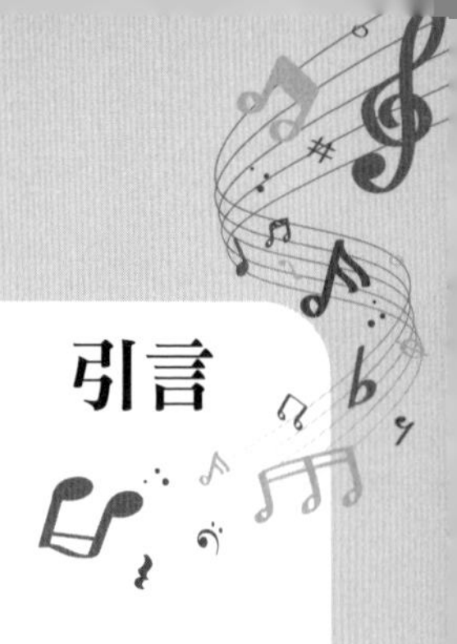

# 引言

本書集結了自身和許多臨床上與個案工作的經驗，我們體驗到了音樂其實默默的影響著我們的生活、心理、工作效率、生理等，如果能更有意識的將音樂更好的應用在日常當中，那不是很棒的一件事情嗎？尤其在科技發達的時代，我們要分享、聆聽音樂實在是太容易了，不好好的利用這項優勢真的好可惜，希望本篇能讓大家看見更多使用音樂的可能。

在第一部的內容中，我們分享了音樂治療的基本概念，接下來的第二部，並不是要教大家平時該如何用音樂治療自己，就像第一部所提到的，音樂治療很重要的元素之一，就是音樂治療師，治療師與個案的治療關係是音樂治療中非常重要的一環，所以接下來跟大家介紹的，不是在告訴大家一個定律，也不是跟大家說聽聽音樂就是音樂治療，而是從我們的經驗中跟各位讀者分享，我們是如何運用音樂來陪伴自己及身邊重要的人。當然，如果你已經無法自我調節情緒或者用自己的方式安在生活的當下，甚至感到過度焦慮、緊張並且影響到生活時，還是需要請專業來協助自己。

音樂一直以來都在我們人生中的很多重要時刻出現，從小就會碰到的畢業典禮、求婚或結婚時用的歌曲、身邊親友的追思會等，除了這些重要時刻之外，生活中瑣碎的時間也充滿著音樂，音樂可說是無所不在。

本書期望透過這樣的分享方式，給各位讀者一個想法，這些拋出來的引子只是提供一種路徑讓大家思考及討論，沒有絕對的對錯。在與自己對話及陪伴自己的經驗中，帶著多一點的好奇與開放的心，也對音樂開啟更有彈性的聆聽，我們可以找出自己喜歡的音樂，也可以尊重別人的喜好，通常我們會發現，當我們更能尊重別人喜好的音樂時，也會更能尊重及包容每個人的不同。

接著就讓我們一起開啟這扇音樂與生活的大門吧。

# Chapter 3

# 音樂可以怎麼用：日常生活的音樂清單

音樂在大家的生活中可說是無所不在，回想一下最近一次聽到音樂是什麼時候？可能是在等捷運時捷運進站的音樂聲、可能是去健身房時健身房播放的音樂、可能是去逛街採買的時候商家播放的音樂、可能是手機響時傳來的手機鈴聲，在生活中充滿著的音樂深深的影響我們，但我們不一定會留意到。除了單純將音樂使用在娛樂的用途外，音樂一直融入在我們的生活裡，而音樂還能扮演什麼樣的角色，會在接下來的章節中與讀者們分享。第一件事，先一起來嘗試建立自己的音樂清單吧！

## 廣泛的嘗試聆聽不同音樂

講到音樂清單，我們會發現最常被創建的音樂清單中，就是「喜歡的音樂」這一類，頂多就是把喜歡的音樂再用語言來分，「喜歡的中文歌單」、「喜歡的英文歌單」、「喜歡的台語歌單」，再仔細一點，可能會出現「睡前歌單」、「開車歌單」等。本章要帶領大家回到自己的生活中，看看有哪些情境是可以為之建立一個歌單的。在開始建立清單前，需要做什麼準備呢？建議大家可以點閱網路上面的音樂，聽聽不同類型曲風，嘗試一些已往不會聽的音樂，藉此來拓展自己對音樂的敏感度、感受及喜好，或許會有意想不到的結果。

以我為例，因為家人的關係，我的成長環境充盈著古典音樂，古典音樂便成了我最經常聽的音樂種類，其他的音樂類型則鮮少接觸。當我開始接觸到不是古典音樂的其他音樂類型時，慢慢覺得音樂好像更有趣。

小時候接觸的古典音樂雖然包含不同時期，例如：文藝復興時期、巴洛克時期、古典時期、浪漫時期等，但從我出生到唸大學之前，最常接觸的還是古典樂派的音樂，最熟悉的音樂家是莫札特，如同前面所述，家人大多時間只聽古典音樂，也是因為家人很喜歡莫札特，所以家中有很多莫札特作品的CD，在我大學以前的這個階段，最能夠找尋到的音樂都是以古典音樂為主。所以這個時期的音樂清單，會是古典音樂為主，特別是莫札特。

流行音樂不太會在這時候的音樂歌單中。慢慢的開始因為同學跟同事在討論音樂、電影、電視劇跟舞台劇，也接觸到很多不是以前會喜歡的音樂，因此歌單中的音樂類型就被慢慢的擴充。讀者也可以回想一下，從有記憶以來，有哪些音樂是自己曾經很喜歡但現在很少在聽？有哪些音樂是一直都很喜歡的？有哪些音樂是新接觸到常常在聽的呢？只要想到，就可以把它記錄下來，找個時間專注的聽音樂，看看我們為什麼會喜歡這些音樂？為什麼曾經有一段時間會特別常聽的？這些音樂樣帶給我們什麼回憶呢？

## 與朋友交換音樂清單 擴充自己的音樂資料庫

人們經常隨著生活改變和接觸的人、事、物不同等各種因素，選擇聽的音樂類型也隨之變化。有些時候可能因為一部電視劇喜歡上主題曲，也可能因為喜愛一部電影而對電影配樂開始產生興趣，進而發現這個作曲家的其他作品。如果喜歡歷史，也可能從音樂史的脈絡去聽聽看不同時期的音樂，當然也有機會因為身邊朋友的喜好去嘗試新的歌曲，又或者去餐廳或逛街時聽到的音樂突然變成自己的心頭所好，除此之外，跟朋友們交換音樂清單也可以是一個擴充音樂資料庫的方法，這些生活中的音樂都有可能變成我們音樂清單中的一份子。

這些對音樂喜好的改變沒有絕對、沒有好壞，也不一定會有什麼規則。總是有一些音樂可以陪伴我們好幾年，也會有一些音樂陪伴我們的時間比較短暫，當然也可能有些音樂曾經陪伴過我們，中間不再是生活的元素，過了一段時間，這些音樂又回到我們的生活中。就像我們在人生的不同階段總是經歷著很多變化一樣，形形色色的人來來去去在生命裡，音樂也是一樣，某些音樂可能會留下，某些可能再也不回頭了。這也就是為什麼音樂清單很需要每隔一段時間就檢視一次，在不同時期的我們就會有不同的風貌，而這些不同，就需要用適合這天時地利人和的音樂來陪伴。

在我們尋找開拓新的歌單時，聆聽這些從未聽過的歌曲，我們的大腦會從中預測音樂接下來的走向，當音樂的下一步被大腦預測到時，大腦會開啟獎勵機制，也就是大腦可能會告訴你「嘿！你猜對了！恭喜你！」而這樣的獎勵機制讓我們感覺到愉悅。這樣的獎勵機制也就是很常聽見的多巴胺、血清素等的神經傳遞物質所導致的。所以在開拓音樂的時候，並非只有將最後得到喜歡的音樂放入歌單中是重要的，在開拓歌單、聆聽新的音樂時，這個當下對於多巴胺的平衡是有幫助的。

## 為什麼要選擇喜歡的音樂呢？

「當我們即將聽到熟悉樂曲中最喜愛的片段時，大腦有個稱為尾狀核（caudate

nucleus）的部位就會變得十分活躍，這部分的大腦跟我們想要的事物有關。在這段懷抱希望的期間內，身體會釋放多巴胺，而這是由我們在即將聽到喜愛的樂段前較平淡的那個部分所觸發的。」

—John Pell（物理學博士兼作曲家）

回想一下聽到喜歡的音樂時，是不是常常在這一首歌曲中有某一段是特別喜歡的，例如：可能在要進入副歌時，那些愉悅、感動、激動和期待的感覺。John Pwell在書中提到的，如果你需要血清素、多巴胺這些物質來調適自己的時候，聽聽喜歡的音樂，這些大腦需要的快樂物質會在腦中產生，即便我們只是在腦中哼唱或想像這首歌曲，都有相似的功能。所以當我們有了豐富的音樂庫，能夠隨時在需要調節的時候提取出最適合當下的音樂，就很有可能達到這樣的平行狀態。這也是為什麼我們需要建立一個音樂清單，不只是用記憶中喜愛的歌曲，我們將這些歌曲記錄下來，幫助我們更清楚的知道有哪些音樂可以被我們使用。

## 建立一個音樂清單，依照心情或情境分類

建立音樂清單非但只是建立一項平常可以使用的工具，也應該是一件讓我們好好跟自己相處、仔細品嚐自己生活的方式。而這些音樂也不一定只有聆聽的功能，還有很多可以運用的方式。

當我們在建立音樂清單時，可以先想想看自己會在什麼樣的情況下聽音樂。例如：睡覺前、工作時、讀書時、做菜時、搭大眾運輸工具時、開車時、需要提振精神時、需要放鬆時、憂鬱時、在哄寶寶睡覺時等。一開始可以先按照自己平常會聆聽音樂的情境來找出不同的清單主題。例如：有些人在工作時不喜歡有聲音，但在開車時必須有點聲音，那我們就可以為自己建立一個開車時的音樂清單；有些時候我們在需要被鼓勵、激勵的時候需希望用音樂陪伴自己，那我們也可以建立一個能夠讓自己情緒有正向激昂感覺的音樂清單。

而我們所使用的音樂，就可以先從原本就會聽的類型下手，甚至直接從喜歡的歌

手、音樂家的音樂攤開來一首一首邊聽邊做選擇，也會是一個很好的方式。等到很習慣地使用音樂清單時，就可以再多增加一些想要嘗試看看但卻還沒使用過的音樂。或是平常可能不會使用音樂，卻想要嘗試看看的時候。

「好音樂的科學II」（Why You Love Music？）書中曾經提到，背景音樂的使用與幫助人們大腦思考的關聯，從有限的文獻中得到的答案是─「視情況而定」。如同前面說的，有人在工作時不喜歡有聲音，喜歡安安靜靜，但說不定嘗試使用音樂之後，工作分心的情形也會改善。就像書中所說，聽喜歡的音樂能使人得到好心情，擁有好的心情、減少焦慮，則有助於人們的大腦思考。不過，我們大腦的運作是有限的，如果耳朵聽著音樂也很有可能讓大腦為了要費心處理音樂，而受到干擾。在工作時使用有歌詞或很吵雜大聲的音樂其實更容易干擾我們大腦的思考，所以如果想讓背景音樂協助我們的工作效率，或許使用沒有歌詞的音樂會比較適當。

## 背景音樂是否能提升專注度
## 取決於當時狀況及個人喜好

有趣的是，如果在吵雜的環境裡想要專注在某件事情上，音樂是有機會能夠掩蓋這些噪音，並且減少分心的狀況，幫助我們更專注。如果是在一個需要高度專注力並且安靜的環境中，播放音樂可能可以讓我們心情愉悅，但也可能讓我們使用更多的腦力。因此，有科學家認為，背景音樂的有用與否，是干擾還是助力，都要考量當時的狀況及個人喜好而定。

所以最重要的是，我們可以保持一個開放的態度去嘗試不同的方式，又或者說我們能否覺察到當下自己需要的是什麼呢？就像有的時候人們感到焦慮、碰到焦慮的狀態，並不一定喜歡有聲音，所以音樂的使用就必須依照當時的狀態來做調整，而不是每次焦慮的時候，就一定打開舒緩焦慮的歌單，也並非一定要使用音樂來減緩自己的焦慮。不過，很多時候是需要被練習的，畢竟我們不可能隨時將歌單打開，如果我們在一個重要的會議上感到焦慮，要打開歌單聆聽是件困難的事，這時候我們就可以讓自己把注意力先放在自己的呼吸上，接著，在腦海中唱出這些可以讓我們改善焦慮的歌曲。

在工作時經常性的會碰到案主處在焦慮的狀態，可能是因為當下的這個空間、可能是因為來上課前發生的某件事、可能是因為想起某些回憶、也可能是因為身體不適而感到焦慮，人們會因著不同的事件而感到焦慮，但在工作的時候我也不一定會每次都使用音樂來協助案主降低焦慮感。

最常使用的方式，是引導案主一起回到當下，讓案主能夠將自身安定下來。就算在腦海裡會想到某些不同的念頭，而這些念頭很多都是還沒有發生、且不知道會不會發生的事件。所以將案主帶回當下，會是很重要的一件事，有些時候跟案主一起哼唱一首喜歡的歌，運用唱歌的時候好好呼吸，可能關注在自己的呼吸、自己的身體、自己正在做的活動等，這些都能夠讓案主練習把心安在當下的狀態。所以就算是正在建立音樂清單的當下，也能夠好好的把我們拉到現在，讓我們把注意力專注在當下。

## 把心安在當下
## 常見療癒效果

無論是正念、創傷知情、澄心、創造性（表達性）藝術治療等，越來越多的學派開始重視把心安在當下，慢慢看見當我們回到「此時此刻」時帶來的力量對於人們生活的影響。在建立歌單的同時，我們試著讓自己好好的與音樂連結，找出各種不同時候需要的音樂清單。

對於音樂治療來說，大部分的課程及活動，都是非常強調「此時此刻」所帶來的經驗與療癒，回歸到當下的我們，認真聆聽音樂之外，也經常會發現在我的所有歌單中好像也會有全部都無法滿足自己的時候，這時候也可以重新開始尋找，讓自己再一次抱著好奇的心，試著嘗試看看各種不同的音樂，說不定會有很多意外驚喜喔。

當音樂類型越聽越多，可能會發現自己對音樂的喜好：這種音樂我好不喜歡、覺得很吵、感覺怪怪的不是很舒服，通常我會暫時先不把這樣的音樂放入清單中，就算在網路上、書上看過各種專家、網站介紹這樣的音樂很適合舒壓，可以抵抗焦慮，只要是自己在當時的狀況是不喜歡的，也就不需要照單全收。當然，這些音樂有可能在三個月後，不知道為什麼的變成可以打動自己的音樂，那到時候再將音樂放入自己的歌單中也不遲呀。有的時後不見得是這種類型的音樂全然不能接受，可能只是不喜歡單一首歌曲，而不是這整個音樂的種類。相同的，我們也能夠從眾多音樂裡面發現讓自己喜歡的歌曲。

曾經有人跟我分享過他沒有很喜歡銅管樂器的聲音，如小號、法國號、長號等，但在不同曲子中，銅管樂器使用的方式不同，他對於銅管樂器的喜好就會改變。就像在柴可夫斯基的「胡桃鉗」裡的「進行曲」，銅管明亮的音色及較短的節奏，比起在「神鬼奇航」配樂中管樂的角色，他是喜歡「神鬼奇航」配樂多過「胡桃鉗」的。最後發現，其實並不是因為是銅管合奏而不喜歡，是因為急促的節奏，如果把銅管合奏換成弦樂合奏，依然對這首曲子沒有興趣。因為他感覺到急促的節奏跟明亮的音色合在一起會讓他的身體感到緊張，心跳加速、肩膀向上等，這樣的感覺是他在生活中不喜歡的，所以平時這樣的音樂就不會是他選擇的類型。

我們也一起聽聽看大家對這兩個音樂的感覺，並試著把這些感覺寫下來，寫完後接著看著我們前面所寫下來的描述，再回去聽一下這個音樂，是否跟你所寫下的感覺是一樣的呢？多聽幾次看看有沒有什麼新發現，說不定會有其他不同的細節是原本沒有注意到的，而這些細節可能就是你對這首曲子有感覺的原因。可能是這首歌曲的版本，演奏的樂團詮釋的方式、可能是樂手演奏出來的音色、可能是樂器本身的音色，當然也有可能是因為其他的音樂元素。

這個方法可以用在各種不同的音樂上，建議大家平時可以找一個時間讓自己跟音樂相處，好好的仔細聽一下，這些音樂在你心目中長什麼樣子，慢慢的把你聽見的東西及感受記錄下來，都會是一個把自己安在當下很好的練習喔。

＊胡桃鉗：進行曲 - 柴可夫斯基

＊神鬼奇航主題曲 - Hans Zimmer

也有個案分享過，有大提琴當作穩定低音的樂曲，可能會給人安穩安心的感覺；也有人對非洲鼓的聲音特別喜歡，大自然的聲響、有主題性簡單的旋律並配上非洲鼓的聲音，也可能讓人覺得身在一大片廣闊草原上，跟著節奏一起輕鬆的動一動身體，可以好好放鬆身心。

## 音樂不僅只是聆聽才有效
## 靠想像也有助平衡身心狀態

我發現自己在焦慮的時候喜歡聽一些重複性高的，沒有太複雜編曲的音樂，也喜歡聽自己喜歡且熟悉的音樂，會在焦慮緊張時哼唱他們，無論有沒有歌詞，使用喜歡的歌曲，可以用人聲哼唱也可以在腦子裡面哼唱，只要將專注力放在這首歌曲上，讓音樂陪伴我們、協助減緩焦慮的狀態。這點可以回應到先前所說的，不僅僅只有在能夠聽音樂的時候播放音樂聆聽，在腦海裡想像這首曲子，也是很能夠幫助我們平衡身心狀態的。

記得有一次在去某個重要的演講路上，我突然感到很緊張、焦慮，因為報名的人都是來自各方的醫事專業人員，每次要跟其他專業者介紹音樂治療對我來說都是很大的挑戰，深怕內容太簡單或者無法讓他們了解什麼是音樂治療，當然也會耽心他們提出我回答不出來的疑問，伴隨著種種懷疑、耽心讓我整個人都緊繃了起來，甚至感覺到腦袋一片空白，完全無法想起我準備好的內容，我知道必須趕快讓自己平復下來，腦袋中出現帕赫貝爾（Johann Pachelbel）的《D大調卡農》（Canon in D Major），雖然當下沒有辦法直接播放出我最喜歡的鋼琴版本，但我在腦海中可以回憶起這首歌的旋律，重複的旋律加上鋼琴很單純、熟悉的聲音在我腦海中反覆迴盪，隨著反覆的次數，我可以明顯感覺到身體的緊繃慢慢消失，原本的緊張和焦慮情緒也一點點的被歌曲舒緩，雖然還是會緊張，但不會讓我感覺到驚慌、手足無措，反而讓我覺得有個力量讓我能夠放手一博的感覺。

從小到大類似的經驗時常發生，我也不是一開始就知道這個方法或每次選擇的歌曲都很有效，但從幾次成功的經驗中讓我感受到音樂陪伴的力量，也讓我更了解自己在不同情境、狀況下需要的是什麼，經過許多嘗試、覺察讓我到現在能更快、更準確的挑出適合自己的歌曲，相信在閱讀這本書的你一定也可以慢慢找到適合陪伴自己的歌曲。

## 你的蜜糖可能是我的毒藥
## 每個人的音樂清單可能都不同

每個人的音樂清單通常不太相同，就像本書一直提到的觀念，音樂對於每個人來說想法太主觀、太獨特了，套一句網路的用語：「你的蜜糖可能是我的毒藥」，用這來形容音樂也是很貼切的，你喜歡莫札特、貝多芬、蕭邦，我喜歡五月天、告五人跟李榮浩，而這也都沒有對或者是錯，每個人本來天生都是獨特的，我們的文化、生長環境、社會氛圍等也都會影響我們對音樂的喜好，雙胞胎都會有不同風格品味了，更何況是一般人呢？

鼓勵大家能夠開始動手搜集自己的歌單，感受一下音樂帶給你的感覺，照著我們的歌曲選擇表格製作出自己的專屬歌單吧！

## 音樂清單範例

在建立音樂清單的時候，有些方法是我們可以參考的，在先前的章節中有提到音樂的元素，我們可以將音樂的各種元素考慮進去，從大範圍的音高、節奏、音色的元素範圍中，找到其他音樂的小元素，例如：喜歡的音色可能包含小提琴的音色，不喜歡的音色可能包含爵士鼓中鈸的聲音。

我們接觸到的這些新的或舊有的音樂，都有可能成為我們生活中的養分。這些累積下來的養分，可以在我們人生中的不同時刻被提取出來。舉個例子來說，曾經莫札特的音樂能夠陪伴我度過聯考時期，只要聽著莫札特的歌劇，就能夠安定我在考試前的焦慮；但在幾年前，要從莫札特的音樂中找出能夠在我焦慮時聽的音樂並不多，再過了幾年，現在的我在焦慮時，又再一次能夠使用這些音樂來陪伴我。對於什麼樣的音樂有感覺、對於音樂的喜好，都是有可能隨著時間而改變的，這需要我們好好的去留意、覺察。

## 每個人對音樂的愛好可能隨時間而有所改變

當我們認真專注的聆聽音樂時，可能會發現自己原來喜歡某一種樣貌的音樂，例如：有些人特別喜歡民謠、有些人喜歡藍調音樂、有些人喜歡比較悲傷的音樂，或者喜歡歡樂的音樂；把原本只被當作背景音樂的這些歌曲，經過我們聽音樂時候的分析，大致上就可以把他們分到不一樣的音樂清單中。

我們分析的時候可以包含音樂元素、聽到這個音樂的心裡感受及生理感覺，或許可以問問自己：

### 1. 喜歡與不喜歡這個音樂的什麼部分？

在這裡，可以就前面所說的音樂元素去思考，思考的面相可能包含了這個音樂的氛圍、歌手唱歌的音色、樂器的音色、節奏的樣貌、和聲是和諧還是不和諧、曲風類型、聲音大小等。從音樂的角度去思考，先不談歌詞，只談音樂就好，除了歌詞，任何跟音樂有關的都可以在這時候記錄下來。

## 2. 歌詞觸動我嗎？

歌詞也包含在音樂裡，我們在聽有歌詞的歌曲時，或多或少會想要知道歌詞到底在表達什麼，當我們搭配著歌詞聽音樂，歌詞給我們的感受是什麼呢？有讓我們回想到過去的經驗嗎？是好的經驗還是不好的經驗呢？或者歌詞有讓我們感覺到能量嗎？是正能量還是負能量呢？不管我們從歌詞中感覺到什麼或回憶到哪些事情，但我們可以感受一下這些歌詞帶給我們哪些情緒呢？感覺一下這些歌詞會帶來的情緒，如果發現適合放在自己音樂清單中的音樂，就將它分在適合的類別中，當然，一首歌也可以出現在不一樣的歌單中。

## 3. 音樂讓我感動嗎？

有些音樂的配置，會莫名的讓我們感動，可能是演唱歌曲的人、可能是歌手的音色、可能是因為和聲進行、可能因為各種音樂的元素，當我們聽到某些歌時，或某些類型的音樂時，就很容易被感動，每個人會被感動的音樂不同，我們發現有音樂能夠感動我們的時候，就要趕快把它記錄下來，或許可以在我們身心俱疲、需要點感動及動力的時候能夠派上用場。

## 節奏對人的生理有直接影響

### 4. 節奏會讓我心跳加速感到興奮嗎？

有些音樂聽了會讓我們血脈賁張、感覺到興奮、放鬆、開心的心情，節奏的樣貌很常會影響我們對一首歌曲的感受，很多節奏感強的音樂，會讓我們更能保持清醒，舉例來說：在健身房放的音樂，大部分是節奏感較強的音樂，比較少會放只有樂器的輕音樂，很大的原因是因為節奏的快慢可能會直接影響我們的生理狀態，就像音樂治療中的神經學音樂治療，會使用穩定的節拍來協助腦傷個案在步態上的復原，這就能告訴我們節奏對人的生理有直接的影響。如果我們聽到類似感覺的音樂，會想把這樣的音樂放到哪個歌單裡呢？可能是開車的時候、可能是運動的時候，也有可能是想跟朋友們輕鬆聚會的時候。

## 5.會讓我緊張、肩頸或全身緊繃嗎？

有沒有曾經在看電影的過程中聽到裡面的配樂會讓我們跟著劇情一起緊張起來，只有看畫面可能還沒有那麼緊張，但加上這個音樂，那種刺激、緊張的氛圍就更顯加倍。音樂給我們的感受有的時候是很直接的，就像有些音樂只要一出現我們就會感覺到懸疑的氛圍，有些音樂則會讓我們全身緊繃，當然也有很多音樂會讓我們感覺到放鬆。當我們在聆聽音樂時，感受一下這個音樂會讓我們緊張焦慮嗎？會讓我們的肩頸高聳或者全身緊繃嗎？如果有，那這些音樂你會希望把它放在音樂清單中的哪一部份呢？至少你不會想把這類的音樂放在上班緊張的趕路時聽吧！

前面說到趕路，很多通勤族在趕路的時候會感覺到擁擠，有時候會不小心睡過頭下錯站、有的時候公車沒有準時出現，一不小心讓我們陷入緊張的趕路狀態中，這時候如果有能夠好好陪伴自己的音樂，讓自己回到當下，就能夠讓我們在這匆忙的時刻，擁有一點彈性，這時候如果再聆聽會讓自己感到全身緊繃或緊張的音樂，或許就會讓我們更加忙亂了。

## 6.會讓我感到放鬆嗎？

什麼樣的音樂會感覺到放鬆呢？相信在大家忙碌且很多壓力的生活中，都很需要好好放鬆及釋放壓力，這個曲子聽到後會讓你感覺到放鬆嗎？而這個放鬆可能是慵懶的放鬆，速度變得比較慢，但依然還是保有一些歡快的感覺。也有可能是聽到這個音樂時會讓你感到平靜的放鬆，好像聽到這個音樂就能感受到在一個自己很有安全感的地方，舒服的躺著，沒有人打擾。

不管是哪一種的放鬆，都可以把它記錄下來，可以依照自己的喜好分成不同的放鬆音樂類型：想要大聲歌唱宣洩時的放鬆、想要睡前安安靜靜的放鬆、想要在通勤時讓自己放鬆等，可以找到屬於自己的放鬆情境，仔細的感受一下這些音樂。

**蒐集新發現的喜好音樂**

**細細品味聆聽音樂**

## 7.這首歌可能適合在什麼情境聽？

不管是從音樂的元素、歌詞的角度或是從其他的背景來聽音樂，當我們在聽音樂時可以問一下自己，覺得這樣的音樂適合在什麼時候聽呢？綜合了上面的原因，大概可以歸納出歌曲要放在哪一個清單中。前提是要先思考我們可能會想在哪些狀況下使用歌單，這個歌單可以是單純聆聽、可以是做一些小型的音樂活動、可以是跟另一半增加互動、可以是跟家人分享生活互相支持、可以是跟朋友一起的聚會，當然也可以是給自己與自己對話的時間，讀者們可以多想想看有哪些情境是可以使用音樂的，清單準備好了，在認真聽音樂時，發現什麼適合的就可以丟到這個清單中。有些音樂很喜歡，但不知道要放到哪個清單中，也可以建立一個單純「喜歡的音樂」的清單，在下次拿出這個清單聆聽時，說不定就會發現這首歌曲也可以被放在另外的哪些清單中了。

有沒有過在外面聽到一首很熟悉的音樂想不起來、或者聽到喜歡的歌曲但不知道它的曲名該怎麼辦的時候？現在大部分的人都會使用手機，這裡跟大家分享幾個我們自己也會用來找音樂的 **APP**，當你聽到某個音樂卻不知道要去哪詢問時，這幾個 **APP** 會是大家的好幫手。至於喜歡用哪一個，就看大家自己的喜好跟習慣了。

Shazam／能根據取樣片段識別出對應的歌曲

SoundHound／音樂搜尋應用程式

以上分享的這幾個APP是Apple及Android系統都可使用的。

在開始歌單前，就之前所提及的「喜歡的音樂」清單，可以先在自己腦海裡找到直覺想到喜歡或不喜歡的音樂把它們記錄下來，或者有一些音樂好像沒有特別喜歡或不喜歡，但卻也出現在腦海裡，可以把這個曲子先放在其他的欄位裡，或許這個歌曲對自己來說是有意義的存在，也或許是最近很常聽見，只要在腦海裡面浮現但卻不知道喜不喜歡的時候，我們可以先不帶評價，把音樂先記錄下來，說不定會有其他的發現或感觸。

所有事情準備就緒後，就讓我們繼續帶著好奇心探問下去，對音樂及對自己的好奇，細細地去品味。當我們把專注力放在品味音樂、聆聽音樂上，我們的專注力就被拉回到當下，除了能夠緩和我們的情緒，調節身心狀態之外，也可以從中找尋出未來可以使用的音樂清單。

## 找出你喜歡的音樂

| | 喜歡歌單 | 不喜歡歌單 | 不確定 |
|---|---|---|---|
| 流行音樂 | | | |
| 古典音樂 | | | |
| 純樂器音樂 | | | |
| 電影/動畫/電視配樂 | | | |
| 大自然音樂 | | | |
| 其他（可自行分類） | | | |

## 🎧 想放鬆時使用的音樂清單

| | |
|---|---|
| 有感覺或喜歡的音樂類型 | 古典音樂、輕音樂、爵士樂、流行音樂、久石讓的音樂、凱文柯恩（Kevin Kern）的歌琴曲、可以跟著一起唱的歌曲 |
| 可以有的音樂元素 | 有大提琴的聲音、有鼓的聲音、鋼琴的聲音、旋律重複性高容易被記住、有輕快的鼓聲但不太吵鬧 |
| 想排除的音樂類型 | 太吵的音樂、太悲傷的音樂 |
| 喜歡的音樂家／歌手 | 告五人、茄子蛋、張惠妹、馬友友、蕭邦（Chopin）、德布西（Debussy）、Sia、Twice |
| 可以使用的音樂 | A：想安靜放鬆時<br>*After the rain-Kevin Kern<br>*Clair De Lune-Debussy<br><br>B：想輕鬆放鬆時<br>*Let Me Melt in Your Arms-Nocturnal Spirits |

## 工作時的音樂清單

| 有感覺或喜歡的音樂類型 | 古典樂 |
|---|---|
| 可以有的音樂元素 | 沒有歌詞的曲子、音樂旋律起伏部會太大 |
| 想排除的音樂類型 | 有歌詞的、我會一起唱的歌曲 |
| 喜歡的音樂家／歌手 | 德布西（Debussy）、莫札特（Mozart）、蕭邦（Chopin）、巴哈（Bach） |
| 可以使用的音樂 | * 大海 - 德布西（Debussy）<br>* 安魂曲 - 莫札特（Mozart）<br>* 幻想即興曲 - 蕭邦（Chopin）<br>* 布蘭登堡協奏曲 - 巴哈（Bach） |

### 開車時的音樂清單

| 有感覺或喜歡的音樂類型 | 古典音樂、搖滾樂、電子音樂、舞曲、流行音樂、電影配樂、純音樂 |
|---|---|
| 可以有的音樂元素 | 節奏性強、旋律容易被記住、可以跟著一起哼唱、有任何鼓的聲音、銅管樂器、抒情 |
| 想排除的音樂類型 | 有大自然聲音的音樂 |
| 喜歡的音樂家／歌手 | John Willams、柴可夫斯基（Tchaikovsky）、史麥塔納（Smetana）、張惠妹、茄子蛋、Gramatik、Submotion Orchestra、Gontiti |
| 可以使用的音樂 | A：需要音樂幫助開車時的緊張情緒時：<br>*Moments - Alexis Ffrench<br>*Heal - Daigo Hanada<br>*Temple White - Ludovico Einaudi<br>*好久不見 - 陳奕迅<br>*Just Jammin' - Gramatik<br>*All Yours - Submotion Orchestra<br>*Yellow Umbrella - Gontiti<br><br>B：需要音樂讓自己開車清醒時：<br>*Counting Stars - OneRepublic<br>*My Way - Clavin Harris<br>*Something Just Like This<br>- The Chainsmokers & Coldplay<br>*所以我停下來 - 那我懂你意思了<br>*I Love The Sky - 蔡恩雨<br>*跳進來 - 張惠妹<br>*茄子蛋 - 浪子回頭<br>*Theme from Jurassic Park - John Williams |

## 睡覺前的音樂清單

| | |
|---|---|
| 有感覺或喜歡的音樂類型 | 輕鬆的音樂、開心的音樂、輕音樂、放鬆身心的音樂、古典音樂、流行音樂、電影／動畫／電視配樂、爵士樂 |
| 可以有的音樂元素 | 音樂較可預期、音樂不會太廣、聲音不會忽大忽小、輕鬆愉快的節奏 |
| 想排除的音樂類型 | 小提琴的聲音、合唱曲、重金屬音樂 |
| 喜歡的音樂家／歌手 | Gontiti、Alexis Ffrench、久石讓 |
| 可以使用的音樂 | *Together at Last - Alexis Ffrench<br>*Heal - Daigo Hanada<br>*Flow - Gontiti<br>* 風的通道 - 久石讓 |

## 憂鬱時的音樂清單

| | |
|---|---|
| 有感覺或喜歡的音樂類型 | 幽默的歌詞、貼近心情的歌詞、流行樂、古典樂 |
| 可以有的音樂元素 | 旋律重複、容易記憶的歌曲 |
| 想排除的音樂類型 | 太悲傷的、太吵雜的 |
| 喜歡的音樂家／歌手 | 旺福、黃明志、宇宙人 |
| 可以使用的音樂 | *愛你一兆年-旺福<br>*玻璃心-黃明志<br>*那你呢-宇宙人 |

## 雨天時的音樂清單

| | |
|---|---|
| 有感覺或喜歡的音樂類型 | 有大自然音效、爵士樂、古典樂、純鋼琴曲 |
| 可以有的音樂元素 | 簡單的樂器不要太多種 |
| 想排除的音樂類型 | 太悲傷的、太吵雜的 |
| 喜歡的音樂家／歌手 | 馬友友、李閏珉 |
| 可以使用的音樂 | * 李閏珉初戀專輯<br>* 馬友友 Songs of Comfort and Hope 專輯<br>*If I could ride a bike-Park Bird & Chevy |

## 搭大眾交通工具時的音樂清單

| | |
|---|---|
| 有感覺或喜歡的音樂類型 | 流行樂、電影、電視配樂、搖滾樂、最近流行的音樂 |
| 可以有的音樂元素 | 沒有限制，任何音樂都可以嘗試 |
| 想排除的音樂類型 | 無 |
| 喜歡的音樂家／歌手 | BTS、持修、韋禮安、任然、五月天、Black pink |
| 可以使用的音樂 | *春風化雨1996電影配樂<br>*俗女養成記影集配樂<br>*我吃了那男孩一整年早餐電影配樂<br>*月老電影配樂<br>* Dynamite-BTS<br>*正想著你呢-持修<br>*在你身邊-韋禮安<br>*愛過的人-任然 |

## 做家事時的音樂清單

| | |
|---|---|
| 有感覺或喜歡的音樂類型 | 爵士樂、搖滾樂 |
| 可以有的音樂元素 | 輕快、節奏感重、熟悉感 |
| 想排除的音樂類型 | 慢歌、輕柔的歌 |
| 喜歡的音樂家／歌手 | Cold Play、Linkin Park、Maroon5 |
| 可以使用的音樂 | *Yellow-Cold Play<br>*Numb- Linkin Park<br>*Sugar- Maroon 5 |

### 小孩睡覺時的音樂清單

| | |
|---|---|
| 有感覺或喜歡的音樂類型 | 輕柔的音樂、緩慢的兒歌、古典音樂 |
| 可以有的音樂元素 | 樂器編制簡單、不要有太多音效、 |
| 想排除的音樂類型 | 樂器太多、太大聲、音樂起伏大 |
| 喜歡的音樂家／歌手 | 謝欣芷、莫札特（Mozart） |
| 可以使用的音樂 | * 兒歌鋼琴曲集<br>* 搖籃曲<br>* 宮崎駿電影BGM<br>* 幸福的孩子愛唱歌 - 謝欣芷 |

## 跟朋友相聚時的音樂清單

| | |
|---|---|
| 有感覺或喜歡的音樂類型 | 輕快的音樂、朋友喜歡的音樂 |
| 可以有的音樂元素 | 節奏輕快 |
| 想排除的音樂類型 | 太吵雜的音樂、太沈悶的音樂 |
| 喜歡的音樂家／歌手 | 小野麗莎、魏如萱、9m88、焦凡凡、旺福、Submotion Orchestra |
| 可以使用的音樂 | * 夏日森巴 SAMBA DE VERAO- 小野麗莎<br>* Have a nice day- 魏如萱<br>* 你朝我的方向走來 -9m88<br>* 拜託拜託給我一口 - 焦凡凡<br>* 我當你空氣 - 旺福 |

| 喜歡的<br>音樂家／歌手 | 可以使用的音樂 |
|---|---|
| | |
| | |
| | |
| | |
| | |
| | |
| | |
| | |
| | |
| | |
| | |

音樂清單表格範例：（以下範例沒有正確解答，請自行填寫）

| 情境 | 有感覺或喜歡的音樂類型 | 可以有的音樂元素 | 想排除的音樂類型 |
| --- | --- | --- | --- |
| 想放鬆時 | | | |
| 開車時 | | | |
| 睡覺前 | | | |
| 感覺憂鬱時 | | | |
| 下雨天時 | | | |
| 坐大眾運輸工具時 | | | |
| 做家事時 | | | |
| 哄小孩睡覺時 | | | |
| 跟朋友相聚時 | | | |
| 工作時 | | | |
| 其他 | | | |

# Chapter 4

## 覺察壓力與減緩焦慮的音樂日常

記得有一次在演講的時候，邀請大家問問題，一位聽眾舉手問了一個我當時無法回答的問題，感覺自己受到挑戰，瞬間心跳加速、呼吸變得急促，而在這個壓力下，我的思考變得紊亂，無法冷靜的評估要如何回答，最終還是草草的結束了這個問題。

但事後開始感到後悔，怎麼當初沒有好好想一下要說什麼呢？在演講的當下會直接感受到一種被挑戰的壓力，按照當時的狀態我也就接下了這個挑戰，但結束後延續下來的壓力又是另外一件事情。

結束以後的懊悔心情，在乎這些聽眾是不是覺得我很糟？大家是不是覺得我很不專業？開始有一連串很災難的想法，雖然這些想法都是自己的想像，但這樣的壓力讓自己焦慮了好一陣子，也需要經過一段時間才能讓自己慢慢調適過來。

接下來的章節裡，我們會簡單介紹壓力和焦慮，把負面情緒裡的焦慮及憂鬱挑出來談談，為的是透過這本書協助讀者能夠慢慢覺察、理解並且找到一個適合自己的方式來緩解這些情緒；最後加入了一個睡眠的主題，也是有感於現代人因著生活中的各種壓力，導致睡眠品質越來越差。壓力與失眠，就呈現一個惡性循環的狀態：壓力導致睡眠不足，睡眠品質不好帶來壓力。

## 選擇最適方法減緩焦慮

當然，要完全的解決這個問題，光看書、聽音樂是沒有辦法的，書中給大家的建議，都是從我們的臨床工作得到的一些經驗，也只是提供給大家參考，希望能讓讀者透過嘗試使用各種不同的方式來找到最適合自己的方法。

如果壓力、焦慮、憂鬱跟睡眠已經讓生活改變影響到日常作息、活動，而且沒有辦法找到一個平衡，還是強烈建議讀者尋求專業管道的協助，找出自己的問題所在，提昇生活品質。

## 如何覺察壓力

調節生活的步調，似乎已經成了現代人的共同功課。每天忙於工作，大部分的時間在思考要如何在有效的時間內把事情做完。我們也需要花精神經營人際關係；要考慮經濟是否穩定，能否在未來退休的日子裡不用擔心生活開銷；也常因為親友時常關心自己的狀態，包含感情、事業、是否符合傳統社會架構下的樣子，這些林林總總的生活瑣事，常常把自己壓到喘不過氣；更甚至我們經由這樣的教育體制下，自己給自己的壓力，習慣性地批判自己，忘記留給自己一些喘息的時間。

在壓力的基本概念中，心理學家肯農（Canon, 1932）認為，人在面臨壓力的狀態下，會顯相出「戰」或「逃」的狀態（fight or flight）。也就是說，在壓力的狀態下，人們的心理狀態會選擇面對並且接下這樣的挑戰，或者選擇避開和逃離這樣的狀態。

當人們在面對危險時，為了達到生理平衡的狀態，人的個體就會產生生理反應來應對及變化，也就是會呈現出要備戰，還是要逃離的狀態。就像走在路上，如果遇到搶匪搶劫，神經系統因為感知到危險的狀況，於是就會告訴個體現在要逃跑還是要戰鬥。當我們身體的神經系統受到刺激，交感神經開始運作、腦下垂體開始活動、腎上腺素開始分泌，血壓升高、心跳加速、呼吸變急促、聽覺變敏銳、對光線的變化變敏感……等等，只要覺察到威脅，這些反應就會隨著生理變化而產生，隨之而來的是個體感受到強烈的情緒，可能是緊張、恐懼、憤怒……等等，緊接著就是生理的迅速評估並且採取動作。

## 《一般適應症候群的三階段》

除了肯農給「壓力」做的解釋之外，加拿大的心理學者雪萊（Hans Selye）在1956

年時，也對壓力提出了不同的看法。他認為在面對壓力時，會產生一般適應症候群（general adaptation syndrome, GAS），包含了三個階段：

**1.警戒階段（Alarm stage）：**在這個階段中，個體受到壓力的威脅，人們的交感神經系統是高度運作的，這時候腎上線素的分泌也會增加，我們經常感受到的呼吸急促、心跳加快、血壓升高，也會在這個階段出現，這時的生理處於備戰狀態，隨時準備對敵人做出反應，以順利平息此一危機及威脅。

**2.抗拒階段（Resistance stage）：**當壓力持續一段時間，並且還未得到緩解，就會進入抗拒階段。基本上，上述的生理反應會持續存在。此時的免疫系統會被強化，血液中的白血球數量會增加，來抵抗感染。這個時期的個體將會用大部分的生理功能來抵抗壓力，所以生理功能會處於高昂的狀態。無論是警戒階段或是抗拒階段，都會使身體消耗大量的能量。所以，當其他的壓力產生時，個體就沒有其他多餘的能量可以消耗，這也就是為什麼我們長期處在壓力的狀態下，會覺得相當疲憊了。我們會發現，在這個時期，如果壓力太強或時間持續太久，身體無論是在認知上或情緒上都已經無法有效地去處理額外的壓力。此時，我們的身體將會進入到最終階段——耗竭階段。

**3.耗竭階段（Exhaustion stage）：**如果經過抗拒階段後，壓力仍然持續著未解除，個體將進入耗竭階段，這時的身體已經承受不住大量能量的消耗，適應能力漸漸變弱，在身心疲憊的狀態下，許多疾病將會伴隨而來。舉個例子來說，壓力會在短期內造成消化不良，而如果壓力持續存在沒有得到緩解的話，很可能就會造成胃潰瘍、或是肥胖等疾病。

按照一般適應症候群來理解壓力對我們的生理影響，不僅僅只有對抗或逃跑，如果人們一直處在充滿壓力的環境下，是會讓身體耗盡力氣，進而傷害人們的身心的。有人認為，一般適應症候群理論只能解釋人們適應生活壓力的部分現象，不能做普遍性的推論，因為每個人對於壓力的感受度是不同的，儘管是相同的壓力，每個人對壓力的認知亦不同。就像很多考生在面對同一場考試時，有些人覺得這樣的壓力他感受到只有四分，但有些人卻覺得有九分。

不過，很多專家針對壓力都各有各的說詞，除了以上肯農跟雪萊對壓力的闡述外，1993年美國心理學家拉哲陸斯（Lazarus, 1993）提出，每個人對於壓力的評估與採用的策略，不僅僅受外在條件所影響，個人對壓力源的知覺也是不同的，所以有可能A遇到這件事可以很好的處理它，但當B遇到同樣一件事時，卻因此陷入憂鬱而無法好好的生活，也就是說，相同的壓力在不同條件下，對每個人所產生的影響是不同的。舉個例子來說，當遇上嚴重的交通事故時，就算是極為相同的案例，不同的人也不會使用一模一樣的策略。有些人可能會因此而再也不開車，有些人可能可以繼續開車，但會更加的小心。因此，就算是具有相類似的經驗，那些我曾經走過的路，也不代表其他人所要面對的壓力是會發展到相同的狀態的。

## 積極調適壓力
## 降低負面效應

承前所述，所謂的「壓力」，依著每個人的狀態、環境、條件、因素的不同，在面對時，就會出現不同的生理及心理反應。例如：有些人可能會出現心悸、呼吸困難、胸悶、胃痛、失眠……等等的反應，而較嚴重的甚至有可能對生活失去興趣或漸漸的影響到健康狀態。

這也是為什麼現今的社會如此強調調適壓力，降低負面能量帶給人們的影響，並且學習用正向的能量來面對及學習人生的課題。事實上，無論是過多的正面能量或過多的負面能量，都不盡然是件好事，而這其中的調節，就跟壓力並不全然是一件壞事是一樣的，如果能夠運用壓力帶給我們的積極性，找到一個舒服的狀態，也就是一個生活的平衡點，才是我們要討論的。

每個人對於壓力的調節各自有不同的方法，能夠適當的調節好身心狀態，自然就會有較好的生活品質。但如果在嘗試找到身心狀態平衡時使用一些較激烈的手段，可能會對健康帶來危害，例如：有些人在壓力來臨時，選擇酗酒、暴飲暴食、使用毒品等方式，經歷一段長時間的累積，就會對自身的健康帶來一定程度的傷害。

## 壓力與焦慮的關係

長期的壓力讓人帶來焦慮，常常在生活中壓垮我們的其實是這股焦慮，壓力跟焦慮的不同在於，「壓力」是我們必須要做的事情超過我們的能力範圍時會出現的，而「焦慮」比較像是因為長時間的壓力或太大量的壓力堆積起來的煩惱，我們在壓力來襲時反覆的思考這件事就會造成「焦慮」。「壓力」比較像是客觀的一個事件帶來的，不是想像出來的，但「焦慮」比較像是我們主觀的在擔心的事，也就是我們主觀地對事件的感受。舉個例子來說：我們因為考試的來臨而感到壓力，考試本身是個事件，我們會因為擔心考試考不好被罵或丟臉，所以感到焦慮緊張，這個感受就是主觀想像出來的感覺。

久而久之，我們習慣了，這些狀態就變成我們習以為常的日常生活。雖然適當的「焦慮」對人們來說並不一定是全然的壞，有時也是必要的。這些適當的焦慮與壓力能夠促使我們在生活上有能力挑戰新的事物，當戰勝這些新事物時，自身的成就感也會跟著增加。但如果長時間處在焦慮的狀態或者過多的焦慮影響到我們的健康及生活時，「焦慮」就是一件需要被平衡的事了。

現在很多人習慣性地在高壓的狀態下生活，為了要迎合社會的腳步，有時候忘記好好與自己的身體連結、好好的跟自己相處，可能忘記自己的需求，可能無法感受到自己的喜好，可能感受不到身體發出來的警訊，也可能許久沒有與自己好好的對話了。

我們經常性的使用大腦解決問題，但卻忘了感受身體的狀態，如果我們沒有辦法覺察到自己身體的狀態，那要善待自己的身體就不是件容易的事了。這些焦慮等待著我們去覺察，覺察到壓力的根本、焦慮的來源時，就有可能做一些改變。

至於為什麼會選這幾個主題，除了跟現代人時常關心的議題有關之外，在臨床上，這幾個主題也是我們經常接觸到的，研究發現，無論在哪個年齡層，都有著這幾個主題的需求，而這幾個主題也都與壓力息息相關。接下來的這個章節將跟各位介紹焦慮帶給人們的意義，也會介紹當我們過度焦慮的時候，可以如何讓自己減緩焦慮。

## 你也覺得焦慮嗎？

A：「你等一下開會的東西弄好了沒？開會的東西弄完以後還要把明天客戶要的東西給我看一下，快一點，不然會來不及！」

同事：「好的……我盡快」

A：「還有，我不是說桌上的食物不要拆封以後放著嗎？會招引螞蟻耶」「你的報告改好了嗎？如果改好了趕快給我，我才能繼續我的工作啊。」「我還有兩封e-mail沒有回，你要把資料給我我才能回信，你可以快點嗎？」

同事：「改好的報告不是下週才到期嗎？我中午前把要回信的資料給你。」

A：「是下週才到期，但是我如果不現在催你的話你什麼時候才要給我？如果你資料今天也沒辦法給我，明天客戶要的東西也沒辦法給我，那我要等到什麼時候？這樣會拖到我的時間啊！」

想到這些，A就緊張到沒有辦法好好吃飯、沒有辦法好好放鬆休息。

這時候的A有可能出現的想法有：如果他現在還不給我，我接著會不會來不及？來不及的話我會不會被主管罵？做得不夠完美的話會不會被客戶罵？如果拖到我的時間我是不是沒有時間休息？沒有時間休息我會不會因為精神很差開車出車禍？……

這接二連三的念頭，很多時候是我們自己想像出來的，並非是客觀的事實，這就是「焦慮」。

## 「焦慮」是個壞東西嗎？

每次提到焦慮，我們都會想到焦慮帶來的麻煩，好像不覺得焦慮會是一個正向的詞，只要有焦慮，就容易把事情搞砸。但「焦慮」真的就只是個壞東西嗎？有時適當的焦慮可以幫助我們在面對事情的時候提前做好準備，讓我們發現自己的需求，把我們尚存在缺陷的地方補好，能夠更積極的面對事情，但前提是，這必須要是「適當的」焦慮，過多的焦慮一樣沒有辦法帶給我們這樣的好處。

貝克（Aaron T. Beck）和克拉克（David A. Clrak）在《焦慮課》（The Anxiety and Worry Workbook）一書中提到：「恐懼與焦慮正如吃、睡和呼吸一樣正常。因為我們需要它們才能存活，消除生活中的所有恐懼與焦慮是危險的」。《焦慮課》這本書的兩位作者身為心理師及精神科醫師的背景，藉由他們服務過的個案，聽到各式各樣的恐懼與焦慮的故事，發現焦慮讓人難以忍受的主要原因，是因為人們常常有過度和持久的憂慮、擔心和緊張的感覺。這也就是為什麼先前提到的，焦慮與恐懼適當地出現在我們的生活中對我們而言是好的，但如果過多的話，會使人們一直處在一個不舒服的狀態，進而影響到我們的身心健康。

## 《「焦慮」與「恐懼」》

恐懼跟焦慮似乎常常被綁在一起討論，先來釐清一下這兩者間的差異。「恐懼」像是對於一件事實的害怕，例如：對於很多昆蟲我是感到恐懼的，只要蜘蛛、蟑螂、蝴蝶朝著我過來，我的恐懼便會油然而生，下意識的躲開，甚至碰到蜘蛛網也會產生恐懼。

恐懼比較像是在特定的事件或狀況發生時會產生的基本自主反應。當發生危險時，恐懼的感覺很有可能會救我們一命。就像看見毒蛇在我們身邊時，如果我們沒有恐懼的感覺去接近並且伸手去抓，很有可能會被毒蛇攻擊而喪命，在此時出現的恐懼，就能夠幫助我們逃過一劫。貝克在書中提到「恐懼是一種基本、自主的警覺狀態，由意識到自己的安全即將面臨威脅的知覺或推論所構成。」

## 恐懼與焦慮本質關聯 皆源於害怕壞事發生

至於「焦慮」，則比較像是人們想像出來的事件或情境，有可能是由最初的恐懼而延伸出來更持久、複雜的情緒。回到剛才毒蛇的例子，我們可能會因為要去一位有飼養各種蛇類的朋友家而感到擔心，心裡想，他家是否會有毒蛇？我會不會不小心就被毒蛇咬到？如果他叫我摸摸他的蛇我要摸嗎？如果不摸他會不會覺得我不夠朋友。這些接踵而來的情緒，是對於未來的猜想，並不是一件事實，此即為所謂的焦慮。

恐懼與焦慮雖然不盡然相同，但在本質上，似乎還是有一些關聯。這兩者之間都與「害怕」某些事情發生有關，就像看到毒蛇的當下，我們會從過往所習得的經驗，知道毒蛇有毒，如果被咬到可能會死掉，所以我們產生了害怕的感覺，對於毒蛇的恐懼就產生了。但如果是要去養蛇的朋友家，也會「害怕」是不是會不小心被蛇咬到，雖然這件事尚不存在，卻是未來有可能會發生的。

也就是說，很多焦慮的事件，是我們想像出來的，到底會不會發生還是一個未知，而我們卻在腦中一直不斷的演練這件我們擔心的事情，深怕接下來會變成事實。

來聊聊我曾經經歷過的焦慮，對於本身是一位從小學習音樂、時常需要站在台上演出的音樂治療師來說，「想像」上台演出時可能發生的各種災難是經常會出現的。還在就讀音樂系時期的我，對於上台後可能發生的事情總是充滿想像，例如：會不會在走樓梯上台時不小心踩到長裙而跌倒？在台上演出的時候如果忘記歌詞怎麼辦？台下的觀眾如果不喜歡我的表演怎麼辦？聽眾會不會覺得我的聲音太悶、不夠亮？如果因為伴奏彈錯導致演出時也跟著唱錯怎麼辦？這些想法其實都是想像出來的。

開始唸音樂治療時，第一次實習來到一間治療成人身心障礙的機構，第一學期原本應該是作為一位觀察者參與團體中，所以在心裡上並未有任何需要帶領團體或在大眾面前「表演」的準備。

但在實習的某一天，我的督導突然說：「等等十分鐘休息結束後，你來跟大家唱一首歌吧。」這突然來的請求，因為沒有任何準備，加上擔心表演時不知道會發生什麼事而焦慮，擔心如果唱不好怎麼辦？唱錯歌詞會不會被笑？走音會不會被認為是不合格的音樂人？如果這次搞砸了，督導會不會覺得我不適合唸音樂治療？這些負面想法不斷的從腦袋中飄過。這時心裡開始盤算著等等要唱什麼歌曲，當下的恐懼讓我瞬間想好要唱什麼歌，接著上台，在台上感覺到緊張不安，站在所有人面前拿著吉他唱歌的我就是認真的把歌曲唱完，除此之外，也顧不了其他事了。

## 對未來的負向猜測係造成焦慮的主因

等到唱完下台後，這樣的緊張不安逐漸消失，原本因為緊張而加速的心跳也慢慢減緩，對於這個事件的恐懼也就跟著結束，隨之而來的是焦慮情緒，焦慮什麼呢？焦慮督導等等會不會罵我？焦慮這些個案們會不會不喜歡我的演唱？也沈浸在自己沒有表演得很好的焦慮情緒當中。

在上台唱歌前跟唱歌後，雖然焦慮著不同的事情，但這些焦慮都是我自己想像出來的，雖然當時在台上真的有些走音、吉他的和弦有些彈錯，但督導當時並沒有認為我因此而不適合唸音樂治療，也沒有因為這樣就不被個案們喜歡。這些對於未來的負向猜測，成為造成焦慮的主要因素。

澳洲心理健康博士愛麗絲·博耶斯博士（Alice Boyes, PhD）在她的《與焦慮和解》（The Anxiety Toolkit）一書中提到「將你的焦慮減少到零是不可能的，也沒有幫助。焦慮本身不是問題，當焦慮升高到使你停滯、陷入困境，這才是問題。」在音樂治療師的工作中時常提及的「此時此刻」、「覺察當下」，反而能協助自己覺察焦慮的因子，但不受影響、不被未來綁架、活在當下、接受一切念頭，這些焦慮或許就能夠得到解套。

## 《「焦慮」與「身體」》

《黃帝內經》說：心在志為喜、肝在志為怒、脾在志為思、肺在志為憂（悲）、腎在志為恐。在中醫的觀點裡，情緒失調會損傷我們的內臟器官，而在聖經上也有說：喜樂的心乃是良藥，這些說法都是流傳下來的祖先的智慧。回到現代，相信許多人也多少有看過情緒與身體有關的文章或者報導，像是貝塞爾．范德蔻（Bessel van der kolk）的著作《心靈的傷，身體會記住》（The body keeps the score）在出版時有許多國內的心理師、專業治療師大力推薦，書中研究指出，我們的情緒很常會透過身體來表現，情緒與身體的連結性可能比我們想像的要多很多，而在我們情緒產生的同時，也會有許多身體上的反應，我們要如何幫助自己能夠更順利的調節情緒呢？

## 透過呼吸與情緒對話 勿使其成為不定時炸彈

現在請讀者想像一下自己曾經感受到焦慮的一個事件，也許是重要考試之前、有重要會議需要報告、需要拜訪新的客戶、第一次要見另一半的家人、做錯事情要去承認、進入到一個新的環境……等等。接著請你輕閉眼睛，想像一下這個事件的畫面、情境，還有自己當下所在的地點、環境空間，接著留意自己身體有的感覺，也許是某個部分輕微的顫抖，也許是胸口會有悶悶的感受，還是肚子正不停的翻滾，就像英文俚語所說的"butterflies in my tummy"，好像許多蝴蝶在胃裡翻滾，是很貼切的形容。

當你發現自己焦慮的時候會有的身體反應，就能讓我們更貼近自己的感覺，而當我們不清楚自己不舒服的感受是由什麼而來時，就可以透過身體的反應來猜測，也許是焦慮的情緒帶來的身體反應；而我們又如何能夠與焦慮相處呢？正確的方法是學會與不舒服的情緒相處，而不是掩蓋、壓抑或者轉移注意力。

因為情緒不會不見，反而會累積等到有一天就像火山一樣爆發出來，而且也不一定是我們能預期的方式，這樣不是令人更感到無法預期。

與其讓情緒變成不定時炸彈，不如透過呼吸和這個情緒對話，感受著這個不舒服的情緒，直接面對它，可以把它想像成一個朋友出現在你眼前，它好像有所需求，希望你看見它，希望你陪伴它，當我們願意停下來、靜下來傾聽這個情緒的聲音，我相信你會感受到它所需要的陪伴。

這讓我想到自己曾經有的焦慮經驗。某次一個重要會議上，我感受到非常大的焦慮，不僅因為與會者都是非常資深的專業者，還因為有外國人的參與，所以必須全程使用英文對談，這對很久沒開口說英文的我來說是一個非常大的考驗，再加上會議的內容是非常學術專業的領域，當下我真的感受到不小的壓力與焦慮的感覺，而且我算是臨時被邀請在會議上發表意見，所以也沒有許多事前的準備，這樣臨時的任務讓我感到焦慮萬分。

一進到會場我才剛坐下，就感受到自己身體開始微微顫抖，隨著會議的開始與主持人的介紹，我更感受到了整個身體好像無法克制的一直在抖動，當下深怕旁人感受到自己奇怪的行為，想用意念來控制身體不要再抖動了，但沒想到完全無法克制，反而覺得身體動的幅度越發激烈，胸口也好像堵著什麼東西似的非常的不舒服，肚子也咕嚕咕嚕的作響，當下真是又丟臉又緊張又焦慮，我原本試著透過發言或者做筆記來轉移當下的不舒服感，沒想到一點作用也沒有，不舒服的感覺不但沒有消失，反而更明顯的展現在我的身體內，好像在告訴我：「你有沒有看見我！你知不知道我在這裡，我想要你看見我的不舒服的那種感受」。

## 善用身體覺察<br>撫平焦慮情緒

當下我很想挖個洞躲起來，深怕被眾人發現自己怪異的行為，其他人所做的發言我是一個字也沒聽進去，也想過要直接奪門而出逃跑算了的感覺，後來我想起之前上「澄心聚焦」[1]課程的經驗，開始把專注力拉回自己的呼吸，隨後開始面對自己，開始正面感受這些不舒服，並且覺察到原來是焦慮的情緒佔滿了身體，好像越想要把它推開或藏起來，它越是想要跑出來要我看見，要我發現它、面對它還有陪伴它。當我開始覺察到這些的時候，焦慮的情緒好像被安撫跟同理到的孩子，開始不哭鬧、願意配合，身體的不舒服也越來越減緩，整個思緒也不再被焦慮的想法佔領而能夠開始真正的參與會議。回憶的當下，還是能清楚的回想起事件當時的身體感受：顫抖的身體、沈悶的胸口還有糾結的腸胃，身體真的是會留下許多情緒的痕跡。

希望透過這樣子的練習，能讓讀者們更感受到焦慮情緒與身體的連結，也在練習當中找到自己焦慮當下可能需要的陪伴與舒緩的方式。

1 澄心聚焦（Focusing）是一個感知身體和傾聽內在經歷，用一種溫和、接納的方法來陪伴、傾聽自我的心理治療方法。

## 實際案例分享

曾經一位個案覺得自己最近狀態很不好、不穩定而來尋求諮商，起初他不知道自己怎麼了，也無法好好形容自己的感覺、困擾，但透過家人和同事的反應，讓他覺得自己好像和以前不太一樣，情緒變得起伏很大，自己也很難安撫已經被聽到的情緒，更時常會有些伴隨著情緒而來的衝動行為，像是大聲罵人、作勢要打人等等，周圍的人也有些替他擔心，他似乎隱約覺得是工作上有些狀況發生，但自己也無法確定是什麼影響了他，他只覺得自己比平時容易累、容易失去耐心，對工作感到莫名的焦慮。

當我第一次見到這位個案，發現他說話非常急促，好像想要在短時間內把很多事情一次講完，也深怕自己遺漏什麼重要訊息，當我試圖幫他整理一下內容時，他又會想要補充更多，深怕我有所誤會。

第一次諮商時，我讓他有一些時間能透過講話來發洩自己內在的東西，也花了一些時間帶他安靜下來，慢慢的感覺自己的呼吸和身體各部位，這個方法叫做身體掃描，是心理治療當中很多取向會使用的方法之一；透過身體掃描讓他能夠慢下來貼近一下自己的身體，對於一位從來沒有嘗試過身體掃描的人來說，他很快的能與自己的身體有所連結，並且有感受到自己些微的轉變，他覺得當下的思緒變得清晰，說話速度也能放慢了一些，更重要的是他覺得他在過程中一開始所想要講的東西有了更清晰的理路。

## 用音樂引導出內在感覺與想法
## 讓身體達到放鬆與平靜狀態

雖然第一次結束前他還是不知道自己到底怎麼了，但他覺得自己正在往尋找答案的方向前進。之後幾次我們都會留一些時間做內在的覺察與探索，先做身體掃描把專注力放回自己身上，再透過音樂的引導讓個案帶出自己內在的感覺和想法。一開始個案對於音樂的引導還沒有太多的感受和反應，但在前面準備的放鬆過程中，個案發現他對於無法預期上班時遇到的人會有什麼反應感到很焦慮，因為曾經有不太好的經驗讓他對每一天要重新準備好去面對辦公室的同事產生了很大的壓力感。

理性層面上，他也知道在上班的時候不能展現太多負面的情緒，所以已往他都是盡力的壓抑自己的心情，或轉移自己的注意力；而長期壓抑自己真實感受的狀況導致他越來越無法在上班時克制情緒，會莫名生氣或者對服務對象大聲吼叫，或者對同事口氣不好，事後不禁後悔還要拉下臉去道歉，這樣的循環讓他感到很不舒服。

隨著個案穩定的來到晤談室，他除了越來越清楚自己的狀況外，也越來越能覺察怎樣的情境會讓他的負面情緒被點燃；再一次晤談過程中，我邀請個案回想要上班前的焦慮感，而後放了一首Yiruma的鋼琴曲Maybe，個案在過程中從焦慮、緊張和身體僵硬的感覺，隨著音樂轉換成自己好像在森林當中躺在像棉花糖的雲霧上，而身體也從僵硬、緊繃、不太能呼吸的感覺變成放鬆與平靜，當下我與個案都真真實實感受到整個過程，個案自己都不太敢相信居然這麼快就有這樣的轉變，只是聽了一首不到五分鐘的歌曲，自己的身體和內在就有這樣的變化，這讓個案也決定要自己嘗試去找尋自己適合的歌單，來幫助自己消除焦慮。

## 找出情緒失控的地雷點
## 規劃適合的療癒歌單

之後的幾次晤談，除了內在的覺察與感受以外，我也與個案一起動腦，想找出一些實用的方式，讓個案能在工作場域中兼顧自己的情緒與工作上應有的態度。我們先列出一些會讓個案爆炸的地雷點，還有如何預防的防禦技巧等方式，也帶著個案一起規劃適合他的放鬆活動、療癒歌單，讓他更有意識的去使用音樂，而不再只是把音樂當個陪襯。通過這一系列的練習、規劃，讓個案覺得自己好像可以掌控當下的情況，而不是他所想像的這麼未知跟無法預期，久而久之，焦慮的感受也漸漸被安撫，想到要去上班也不再只有惶恐的焦慮，取而代之的是他有足夠的信心覺得自己是可以處理任何突發狀況的。

## 治療師的自我體驗

有幾次的演講前，我會感到莫名的焦慮，尤其是無法預期當天人數以及場地狀況的時候，那種莫名、未知的恐懼便會襲擊而來，越接近演講場地和演講的時間，我就越可以感受到身體的緊張，還有自己無法穩定下來的感覺。

之前都不知道原來這樣的感覺就是被自己的情緒淹沒了，只靠著對自己信心喊話，希望這些不舒服趕快消散，但總是適得其反，直到上台那一刻才能解除我的焦慮，在練習「澄心聚焦」以後，越來越能夠陪伴自己的情緒，也越能夠覺察到自己當下的狀態進而找對方法去陪伴自己的情緒。

我發現有幾首歌像是《Can you feel the love tonight》、《This little light of mine》，是在焦慮的時候特別會回憶起來的，歌詞重複、旋律簡單，當反覆在腦海中哼唱著這樣的歌曲時，焦慮的感覺彷彿得到了安撫，雖然知道它並沒有不見，但它就靜靜的在身體裡，用歌曲陪伴著他，一起準備著接下來要完成的任務，而不是出現許多生理狀況和不舒服的感受，讓我強烈的想要讓它消失不見。

另外有一次，在住院一陣子後突然被通知要動一個手術，在手術講解的當下，我因為藥物作用有點精神恍惚，沒有聽清楚手術的流程與風險。在醫院傳送人員抵達要送我去手術室時，才驚覺自己要動手術但卻不知手術的內容，當下感到非常的焦慮，而傳送人員也不是醫療人員，無法解釋手術內容。此時覺得自己好像待宰的羔羊，要被送上手術台但卻一無所知，當下的無助感非常的強烈，焦慮的反應也隨之而來，我開始感到腸胃快速的翻動還有胃部上方開始抽痛，呼吸也漸漸感到急促，心跳越來越快、越來越明顯，隨著越接近手術房，我的不適感越鮮明。

不過，因為有了之前的一些練習，我開始與自己對話並且把專注力放回自己的呼吸和身體。當我關注著身體的感覺與內在的感受時，腦海中突然出現一首小時候在教會學的歌，這首歌歌詞非常簡單，只有短短四句不停重複，不知道為什麼突然從腦海中蹦出來，當下有點驚訝但還是在心裡哼唱了起來。一邊唱一邊感受著呼吸、感受著身體，好像透過呼吸把音符傳遞到每個不舒服的位置，就這樣重複了不知道幾遍，我感覺到原本緊繃、加速運作的身體，好像隨著旋律以及呼吸慢了下來，雖然對手術還是有些未知風險的念頭，但此時較能平靜的分析，並做出理性的判斷，而不再只是焦慮的擔憂和過度恐慌的想像。

## 焦慮讓人不知所措
## 嘗試與之相處或能緩解

在焦慮的情緒當下，真的會讓人有種不知所措的感覺，被情緒淹沒又無法停止許多負向、未知的念頭跑出來，身體也因著本能出現許多反應，有時會懷疑自己是否失去了控制。想要努力抑制這些不舒服的感覺，不僅沒有效果反而會更放大這些不適感，如果我們試著去感受焦慮，覺察焦慮的當下想要怎樣的陪伴，而不是忽略它、想要轉移它或者是壓抑它，說不定會讓焦慮的感覺有所改變。

我希望透過自身經驗的分享，讓讀者們能夠更清楚的知道，我們無法控制、抑制焦慮的情緒，但我們可以嘗試著與它相處、面對它，進而讓焦慮時產生的不舒服感覺有所轉變；透過音樂的陪伴，讓我們更能感受自己，慢慢釐清內在的自我，將自己調節到一個舒適的狀態。

## 如何挑選適合的音樂：專注呼吸、專注當下、專注音樂

大家第一時間想到減緩焦慮的音樂是什麼呢？相信很多人會想到「輕音樂」，市面上或網路上，只要打放鬆、降低焦慮、緩和情緒等，應該就可以搜尋到很多「輕音樂」。對於「輕音樂」的解釋，簡單來說是一種介於古典音樂與流行音樂之間節奏輕快、旋律優美、格調輕鬆的音樂。這類型的音樂可以是原創，也就是從無到有的創作音樂，也可以是使用原本音樂進行改編，把編曲改得較為輕鬆。很多人感到焦慮、壓力大、緊張的時候，會嘗試使用感覺輕鬆的音樂來讓自己緩和，不過，難道只有「輕音樂」能夠讓我們釋放壓力和減緩焦慮嗎？

在音樂治療的世界裡，沒有特效藥，也沒有處方籤。音樂治療師常常被問的其中一

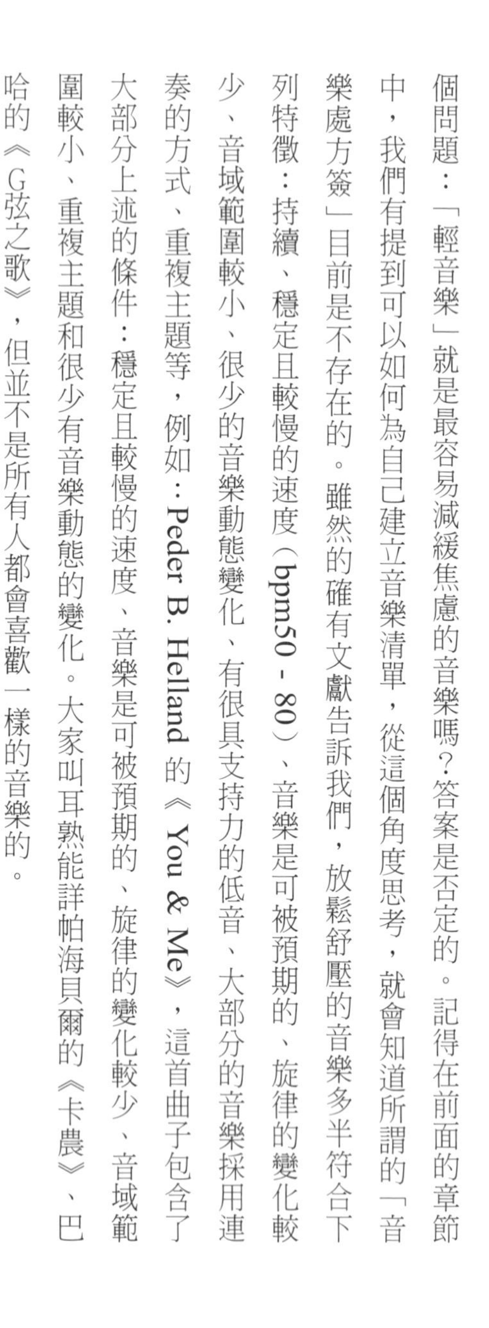

個問題：「輕音樂」就是最容易減緩焦慮的音樂嗎？答案是否定的。記得在前面的章節中，我們有提到可以如何為自己建立音樂清單，從這個角度思考，就會知道所謂的「音樂處方箋」目前是不存在的。雖然的確有文獻告訴我們，放鬆舒壓的音樂多半符合下列特徵：持續、穩定且較慢的速度（bpm50 - 80）、音樂是可被預期的、旋律的變化較少、音域範圍較小、很少的音樂動態變化、有很具支持力的低音、大部分的音樂採用連奏的方式、重複主題等，例如：Peder B. Helland 的《You & Me》，這首曲子包含了大部分上述的條件：穩定且較慢的速度、音樂是可被預期的、旋律的變化較少、音域範圍較小、重複主題和很少有音樂動態的變化。大家叫耳熟能詳帕海貝爾的《卡農》、巴哈的《G弦之歌》，但並不是所有人都會喜歡一樣的音樂的。

＊Helland - You & Me

＊帕海貝爾的「卡農」

＊巴哈 - G弦之歌

＊宗教歌曲

簡單來說，包含上述這些音樂元素的音樂很多，我們都可以從不同類型的音樂中發掘到，就像前面舉例的三首曲子，或許我們會將第一首曲子分類在所謂的「輕音樂」，但另外三首則是古典音樂及宗教歌曲，不同類型的曲子各自包含了部分上述的元素，若真的有音樂處方籤，但要從這廣大的音樂資料庫中找到「正確的音樂」，仍然可以說是非常困難的。

如同前一章分享的音樂清單一樣，無論是什麼樣的音樂類型，都可以讓我們在生活中運用，當我們需要釋放壓力或減緩焦慮的時候，音樂可以是緩和的、可以是輕鬆愉快的，也可以是充滿能量的陪伴我們。除此之外，專注在音樂上，感受聆聽音樂的當下，這個當下的力量，也可以帶著我們覺察壓力、減緩焦慮。

## 把音樂當主角或陪襯<br>取決於當下狀態或情境

大家可曾感覺到，自己在健身房聽著節奏快的歌曲搭配運動很舒壓？當有強節奏感的音樂陪著我們做快節奏的運動時，很多時候會讓我們感到更容易持續，回想一下我們開車聽的音樂，是否也會有點影響呢？如果聽的音樂節奏感很強、速度很快，我們是不是會不由自主的加快速度；聽比較緩和的音樂開車，是不是會讓我們更放鬆？甚至有時候邊開車邊想睡的時候，聽一些速度慢的音樂會讓我們更容易想睡覺。又或者是否有過聽節奏輕快的音樂讓你感覺到心情輕鬆愉快，原本緊張或焦慮的心情，被帶領著慢慢緩和。

現在讓我們一起感覺一下節奏輕快的音樂《If I could ride a bike》（Chevy），跟著這個音樂把專注力放在音樂上，聽聽看聽到音樂的什麼細節，有鼓聲嗎？歌詞唱了什麼呢？這裡變慢了嗎？讓我們試著把注意力放在這首歌曲上，並且把我們聽到的東西記錄下來吧！思考一下我們平常在聽音樂的時候是認真的聽呢？還是是把音樂當成背景、實際上還在做其他的事情呢？

＊If I could ride a bike – Chevy

就像前面做的小小練習，當音樂只是背景音樂的時候，和我們認真仔細的專注在聆聽音樂上時，音樂能帶給我們的陪伴就會不同。成為背景的音樂可能可以讓我們更認真的完成正在做的事情，例如做運動；而成為主角的音樂，可以讓我們回歸到音樂本身，讓我們從單純地、專注地聆聽音樂這件事，擺脫對未來不確定想像的擔心。我們也可以回歸到生活中去思考一下，在生活裡，我們時常錯過當下正在發生的人、事、物，走在路上可能一直想著等等要開會的事，也從沒好好留心過路上有幾棵樹、今天天空是否有雲朵、經過了幾個路口、旁邊有哪些商店等。

當我們把注意力拉回當下，仔細的觀察一下，對於週遭事物稍為留點心，或許就會發現一些原本不知道的事情。在工作的時候也是，我們很常在做某件事時還想著另外一件事，或者會在同一時間做不只一件事，可能邊打報告邊回訊息或郵件、可能在處理文件的時候還邊跟隔壁同事講話。

## 善用音樂
## 專注當下

不知道各位有沒有嘗試過，專注在某件事上，不要同時做很多事，讓我們維持在「一次只做一件事」。當我們一次只專注在一件事情上時，不可思議的效率會跟著提高。

這其實是因為當大腦在不同目標事件中快速轉換的時候，其實是很耗能的，注意力在短暫的時間內來回的切換，會讓自己的注意力下降，不僅導致工作效能降低，也可能會讓我們的情緒跟著波動。

請大家試著開始儘可能將自己專注在當下正在做的事情上。首先，先來聊聊呼吸吧！發現自己的腦子裡有很多很多念頭想法的時候，或許嘗試一下回到呼吸，專注在呼吸上，呼吸往往都能夠是一個很方便且容易感受到立即效果的方法。

但大家也不用將練習呼吸想得太困難，好像非要按照某一種特定的速度才能夠好好練習，只要按照自己的速度，也沒有一定要使用腹式呼吸法，不管氣流是如何進出，都好，先維持著覺察當下的呼吸。除了使用呼吸來帶自己回到當下，另外一個被廣泛使用的方法，就是在心中默念出看見的物品，覺察著自己身處的環境，幫助自己回到現實當下的狀態。

例如：看到一張白色的桌子，就在心中想著「有一張白色的桌子」，看到一張黑色的椅子在桌子旁，可以在心中默想「還有一張黑色的椅子在白色桌子旁邊」。可以趁著這個時候，慢慢感受一下自己的呼吸，感受空氣吸進呼出的時刻，觀察一下氣正流過時有什麼感覺，就這樣專注在呼吸上一陣子，讓自己調節到一個舒服的狀態，可以開始好好地聆聽音樂。

當我們能夠專注在當下時，打開自己平常習慣使用的音樂串流平台或自己的音樂庫，例如：i-tunes、spotify、youtube、mixerbox等，選取一首此刻看到最有感覺的曲子，點開後把注意力放在音樂上，可以把眼睛閉起來，感受一下音樂，聽聽看這首歌曲給自己什麼感覺，可能是輕鬆的、可能是悲傷的、可能是緊張的、也可能是愉快的。

音樂總是傳達著不一樣的概念給人們，相對的，音樂是主觀的，創作者在創作時想要傳達出來的心情，不見得就能夠很貼近的讓聆聽者有一樣的感受，就像我們說話的時候，常常也會有「說者無心，聽者有意」的情況。

## 加寬對音樂的接受度
## 拓展豐富的音樂喜好

感受是一種很主觀的概念，如同有人失戀的時候聽林俊傑的音樂會很有感觸，有些人卻沒有什麼感覺。除了好好的聆聽外，也可以嘗試把聽到的東西寫下來，可能是旋律、可能是和弦、可能是和聲進行、可能是速度，當然也可能是對於音樂帶來的感覺，有些人甚至可會有圖像、想法跑出來。

有的時候我聽到國民樂派的捷克音樂家多伊奇．史麥塔納（Smetana）創作的交響詩《我的祖國》當中的第二首〈莫爾島河〉《My Country : No. 2, Moldau》時，會有一種山河壯闊感，這樣的感覺帶給我一種激昂的感動，所以我就將這首曲子放在需要有點振奮人心的狀態時聆聽。

綜合以上的概念，把自己帶回當下正在做的事，好好的呼吸、專注的做一件事、細細的品味正在發生的事件，這些都是在建立音樂清單時可以嘗試及練習的。透過這樣的方式，可以經驗一下這些或許熟悉或許不熟悉的音樂，找到一些之前沒有發現的細節，也或者找到一些跟自身的連結是之前沒有覺察到的。我們除了好好的把自己安在當下以外，在建立音樂清單時，還可以試著更廣泛地聆聽不一樣的音樂，讓我們對於音樂的接受度更有彈性。

## 活動指南：用音樂清單來陪伴自己的焦慮

## 活動一：音樂陪伴

本活動希望讀者能用自己設計出來的陪伴焦慮的音樂清單來練習，透過簡單的步驟引導，讓讀者自行操作，並且在熟練後，也許能不用真的播放音樂（有時環境也不允許播放音樂）就可以達到類似效果，透過陪伴焦慮情緒讓讀者更知道如何調節自己的情緒。

步驟一、專注在自己的呼吸，感受自己吸氣與吐氣各五次

步驟二、想一個曾經讓自己焦慮的事件情境

步驟三、感覺著自己焦慮的情緒

步驟四、感覺著自己身體對焦慮的反應，有可能會覺得肩膀緊緊的、胃不太舒服、胸口悶悶的、身體微微發抖……等

步驟五、想像在這個焦慮的感覺會想要什麼歌曲來陪伴

步驟六、開始播放歌曲並輕閉眼睛

步驟七、如不能播放歌曲，請在心中想著一首歌曲，並試著哼唱著歌詞或旋律

步驟八、在反覆哼唱歌曲的過程中，留意焦慮帶給身體的反應，是否有任何變化

步驟九、歌曲結束後，紀錄剛剛的過程，感受到的畫面、情緒、味道、顏色、出現過的人物等等

步驟十、回到此時此刻，感受自己結束後的內在與身體感覺

**活動二：畫出你的情緒記憶**

首先，請你在我們推薦的歌單或者自己的音樂清單當中選出一首你覺得適合今天播放的歌曲預備著，接著要請你將環境、空間準備好，溫度、燈光、擺設都是你覺得舒適的狀態，找個地方坐下來或躺著都可以，提醒自己接下來的幾分鐘時間把專注力全然地放在自己身上，先把忙碌的生活瑣事擺在一旁，接著覺察一下自己的呼吸，感覺一下自己呼吸的速度、深度，感受著自己呼吸的狀態，覺察著自己的身體，看看有沒有哪個部位正在透露著訊息給你。

### 跟著音樂感受所見
### 記錄有利日後重溫

如果有任何一個身體部位覺得緊繃、不舒服，請透過吐氣，一點一點的把不舒服的感覺吐出，再透過吸氣，想像把空氣中的養分吸進身體裡，感受著身體充滿著氧氣、精力的感覺。你可以在同一個部位停留一下，陪伴著不同的感受，即使是不舒服的感覺你也願意花一點時間陪伴它，讓你的身體知道你覺察它的不舒服了。

現在要請你把專注力回到呼吸上面，再次感受著自己的吸氣吐氣，接著要請你想像一下自己的中心在胸口跟胃部，有一個點正發著光。感受一下這個發光的點會是什麼顏色呢？想像這個光點帶著你來到一扇門的前面，先感覺一下這扇門的大小、質地、樣式，待會兒當你開始播放音樂後，音樂將帶領著你的光球來到一個讓你感到放鬆、自在的地方，這個地方也許是你曾經去過的，也許是一直想去卻沒機會去的地方，跟著音樂感受一下你所看到的風景、感覺到的溫度、顏色、氣味、天氣等等，都隨著音樂的播放好像電影畫面般的一幕幕展現在你的內在，當你準備好後，你就可以輕輕閉上眼睛開始播放音樂。

當音樂播放完畢，你可以用紙筆把剛才感受到的寫下來，或者把印象最深刻的一個畫面用媒材畫出來，並且記錄一下音樂帶給你的感覺，之後再看到這塗鴉或者這些文字，就好像能夠帶你回到那個讓你覺得放鬆自在的地方一樣。

以上兩個活動都是希望讓讀者們能透過這些方式更了解自己在焦慮時的狀況以及身體反應，希望在真的遇到焦慮事件的當下，能讓讀者從中提取經驗，在真的焦慮來襲時能夠自由運用，陪伴自己度過各種身心不適的狀態，並且可以經由嘗試與體驗這些活動的過程，找出適合自己的方法，專注在自己的內在後，相信你將能發覺自己在情緒的當下需要怎樣的陪伴，也能越來越貼近自己，安頓自己。

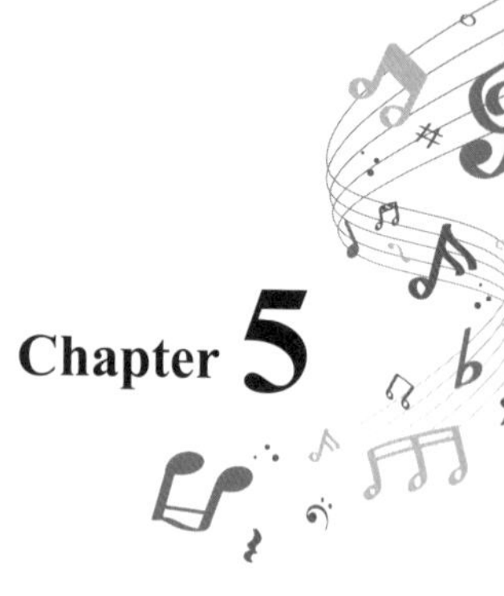

# Chapter 5

# 排解憂鬱的音樂日常

憂鬱是個很常見但也很常被我們忽略、壓抑的情緒，有許多時候我們會感到憂鬱像是下雨天的時候、身體不適的時候、遇到挫折、困難的時候，有時候連自己都很難發現到已經出現憂鬱的症狀；憂鬱也很善於偽裝，尤其在我們想要刻意隱藏的時候，可以完全不讓別人發現甚至騙過自己，因此憂鬱症正無形的影響著許多的家庭甚至是整個社會，希望透過這章的介紹讓大家對憂鬱以及憂鬱症有更多的認識，也試著找到自己陪伴憂鬱感受的音樂。

## 憂鬱與憂鬱症

可能很多人都有個疑問，常常感覺到憂鬱的情緒就是憂鬱症嗎？

憂鬱是一種很常見的情緒，有時當生活中遇到一些難關、感受到挫折失敗、遭遇到失落事件，便很容易產生憂鬱的感覺。但是通常透過適當的情緒抒發、自我情緒調節後，憂鬱的感覺會漸漸變少，也不會持續太久到無法消化；而如果憂鬱的狀況持續超過兩週而且嚴重程度不減反增的話，就必須考慮積極就醫、尋求專業醫生的諮詢了！

憂鬱症和單純的情緒憂鬱是完全不一樣的事情，憂鬱症在現代文明社會當中已經是非常廣泛的疾病，據衛生署國民健康局指出，在台灣有百分之八點九的人有憂鬱症狀，大約是兩百萬人左右，比例相當驚人。而我們所需付出的社會成本不只有是就醫時所需支出的醫藥費每年約八十九億元，還有因疾病無法工作而造成工作上的損失更是高達三百零九億元之多。從數據上看來，憂鬱症對我們社會以及個人都有巨大的影響，但根據就醫資料統計，大約只有四十萬人有接受憂鬱症的治療，相當於總患病人數的五分之一而已，且還有許多隱形的憂鬱症患者沒有受到好好的照顧。

## 憂鬱情緒及早協助
## 降低自殺風險

隨著生活壓力日益遽增，我們在臨床上也發現憂鬱狀況甚至憂鬱症確診的案例年齡有越來越年輕的趨勢，甚至不乏看見學齡前的幼童被診斷出憂鬱症。根據董氏基金會的研究指出：百分之十三點三的高中職學生，及百分之十八點七的大學生有明顯憂鬱情緒，但只有十分之一的人會去找輔導老師，而有四分之三的人不願意或者沒有辦法告訴父母，這代表許多有憂鬱情緒的學生們無法得到及早的協助與支持，這也和年輕族群自殺死亡率節節上升有很大的關係。

看著世界衛生組織每年所公布的憂鬱症相關數據，便能感覺這個疾病不僅僅在歐美國家是嚴重的問題，而是在全世界的盛行率都正在快速的成長當中；世界衛生組織統計，女性憂鬱症發病的盛行率是百分之十到二十五，即是每五位就可能有一位女性發病過憂鬱症，男性則是百分之五到十二，少於女性一些。另外，有百分之十五的憂鬱症患者最終會走向自殺這條路，而這也是憂鬱症近年受到社會大眾關注、但相對的也被污名化的原因之一。

記得我有幾位中學生的個案，因為面對著課業、人際、家庭等多方的巨大壓力而產生憂鬱的症狀，學校老師很積極的想要幫他們找資源，也建議家長帶他們去就醫，但家長對精神疾病的誤解以及深怕孩子被貼一輩子的標籤，甚至害怕需要終身服藥而選擇拒絕就醫服藥，讓孩子們只能靠著自己的意志力和憂鬱症拼鬥，讓病情反覆不說，還影響到孩子上學的狀況，每當我看到這樣的情況都會相當惋惜，並不是說服藥就能解決一切問題，但必要時的藥物介入是很需要的，先用藥物讓狀況穩定後再同時加上不同療法的輔助，相信更能事半功倍。

在這章中，我們會分享給大家幾個紓解憂鬱情緒的小活動，可以試著做做看，我們始終相信預防勝於治療，在我們感受到憂鬱的情緒時，如果能先花點時間好好照顧它，或許就能預防憂鬱症狀加重。

一般我們常見憂鬱症症狀有：

一、憂鬱情緒：哭泣、悶悶不樂、沮喪、低落、自責、罪惡感

二、對事物失去興趣

三、動作明顯變慢

四、失去活力、容易感到疲累

五、體重大幅上升或下降

六、常有自殺念頭或意圖

七、強烈的無價值感

八、注意力不集中

九、嗜睡、失眠

十、伴隨明顯焦慮症狀（恐慌、過度緊張）

十一、生理症狀：腸胃不適、頭暈、四肢無力、心悸、胸悶

## 表現開朗優秀

## 也可能有憂鬱傾向

曾經有一位很著急、憂心的國中家長來找我，他發現自己小孩突然拒學，待在家裡哪都不肯去，原本以為是叛逆期想要跟父母對抗，但後來發現孩子的整個生活作息大亂，飲食、睡眠、課業、人際通通都遇到狀況，才讓家長驚覺事情不是只有青春期叛逆這麼簡單，也在孩子手上發現好幾道自傷的痕跡而且下手不輕，家長趕緊帶著孩子就醫並且尋求心理專業的治療。

在臨床上不少見這類型的案例，原本看似開朗、優秀、沒有太大情緒起伏、不需要家長擔心的孩子，突然被診斷出憂鬱傾向或者有憂鬱症，常常讓人百思不解到底發生了什麼事情？

讓我們來看看有哪些原因容易引發憂鬱症呢？根據研究指出，憂鬱症的成因很複雜，通常不是單一原因造成憂鬱症發作，而是多種因素加在一起，可能的因素有：

**一、家族病史遺傳**

**二、生物學因素：**大腦構造、內分泌

**三、心理社會因素：**生活困境、失落、失親、錯誤認知、重大創傷、長期壓力、童年創傷經驗

**四、其他疾病因素：**癌症、中風、其他慢性精神疾病、產後憂鬱、經前症候群、物質成癮

**五、個人因素：**特殊人格特質

以上是我們常見的引發憂鬱症的因素，也如同前面所述憂鬱症的成因並非單一事件可以解釋，可能是由眾多因素同時發生而造成，不是說有這些因素就一定會併發憂鬱症，而是要藉由了解憂鬱症可能引發的原因來嘗試避免、預防憂鬱症，也更能關注我們身邊有高風險因素的家人朋友們，及早發現憂鬱症狀，及早接受協助及調節。

曾經在晤談時遇到一位個案剛被評估為中度憂鬱症，他時常感到非常焦慮、恐慌，但即使這樣他也不願意服藥，他說一但開始吃藥就要吃一輩子，而且有許多後遺症，自己不想要變成那個樣子，他覺得自己的人生從此毀了，除了擔心被職場上的同儕發現後有可能會被排擠，甚至被迫離職，面對家人也深怕無法被接納、諒解，更別提得到支持

了。

## 憂鬱症並不可怕
## 遵醫囑即有改善之機

即使身處在二十一世紀，還是有許多人對憂鬱症存有許多刻板印象，也深怕自己成為下一個被憂鬱症找上的人。憂鬱症其實沒有這麼可怕，服用憂鬱症的藥物也不是一件猶如世界末日般的事情，重要的是及早發現徵狀及早就醫，聽從醫生指示服藥、治療，憂鬱症並非是無法改善療癒的疾病。我們一起來看看有哪些方法可以預防和治療憂鬱症。

預防勝於治療大家都聽過，那我們要該如何有效地預防憂鬱症呢？首先我們要有足夠的知識了解憂鬱症的症狀、高風險群還有造成的因素，所謂「知己知彼，百戰不殆」，越能了解這個疾病，就越能夠知道怎樣去避免，一但發現一點點徵兆、症狀，就可以有所應對跟處置，不要拖到太久，處理起來更加困難。

再來，要了解社會有哪些資源可以運用並且願意去使用，像是有很多心理衛生課程、講座可以參加，還有免付費的專線有專人協同諮詢，當你感受到難過、不舒服想找人聊聊時，可以試著打看看以下專線：

憂鬱症的治療方式隨著近年醫學發達以及對於疾病的廣泛研究，而有很多方法可以治療、舒緩憂鬱症，讓我們不再為憂鬱症困擾。我們來看看有哪些方法吧！

| | 電話 | 服務時間 | 費用 |
|---|---|---|---|
| 張老師 | 1980 | 星期一至星期六：<br>早上9:00-12:00<br>下午14:00-17:00<br>晚上18:00-21:30<br>星期日：<br>早上9:00-12:00<br>下午14:00-17:00 | 中華電信免費 |
| 生命線 | 1995 | 二十四小時 | 免付費 |
| 男性關懷專線 | 0800-013-999 | 每日9:00-23:00 | 免付費 |
| 安心專線 | 1925 | 二十四小時 | 免付費 |

## 用藥後勿自行停藥 避免病情反覆加重

**一、藥物治療：**現在有許多治療憂鬱症的藥物副作用比早期的藥品低很多，專業醫師會根據病人的狀況以及服藥後的適應程度做劑量、種類的調整，如果在服藥的期間發現自己的狀況有明顯改變，一定要立即回診與醫師討論，有些藥物的機制是需要服用兩到三週以上才會到達所需的藥物濃度並產生顯著效果，所以千萬不能嘗試幾天感覺沒有效就自己停藥，這也是很多原本輕度憂鬱症的患者沒有持續、定期服藥就醫而讓症狀變嚴重的原因之一。

**二、心理治療：**藥物的使用可以使生理上的徵狀緩解，但很多造成憂鬱症的因素必須透過心裡治療來協助，像是重大創傷、失落、長期壓力等等，這些議題須透過心理治療讓個案能夠重新整理、思考遇到的困難，也在過程中學習調節情緒和自我照顧放鬆的方法，搭配著藥物一起協助個案，相信更是有加乘的效果。而有些人也對心理治療抱持著很高的期待，覺得可能晤談兩、三次問題很神奇的就解決了！然而，治療師不是魔法師，不會變魔術，任何一種治療都需要時間來看見進展與成效，一般心理治療療程都至少要以八週為最基本的單位，但目前台灣因需自費的緣故，時常讓需要心理治療的人因為費用考量而無法堅持完整的療程。

**三、其他非藥物性治療：**所謂的非藥物性治療，顧名思義就是除了吃藥以外所使用的方式，前面提到的心理治療就是非藥物性治療的其中一種，精準的藥物治療對憂鬱症患者是很需要的。除了藥物之外，也可以透過其他方式讓自己的身心狀態找到一個平衡。音樂治療、藝術治療、戲劇治療、舞蹈治療、諮商輔導等，都是可以陪伴及引導的方式。除了口語之外，能夠被使用的媒材變多了，我們可以嘗試及體驗的東西也變多了，說不定會從中得到意想不到的結果。

## 支持系統對患者影響甚鉅 用語不當恐造成二次傷害

四、社會與家庭系統支持：除了積極的接受藥物、心理治療及其他非藥物性治療外，周圍的支持系統也很重要。我們常聽說憂鬱症患者不敢告知身邊的人，原因是整個社會對於憂鬱症還有許多不了解和錯誤的觀念，使得受到憂鬱症困擾的人除了要努力對抗疾病外，更需要對抗來自社會、環境中的壓力和異樣的眼光；我們可能都曾經在不經意的狀況下刺傷正在憂鬱狀態下的人，像說出「這沒什麼好擔心的啦！」、「看開一點、這種小事你也要在意！」、你要試著克服困難、一點挫折也不能忍受！」等等，這些話語聽在他們耳裡就好像利刃刺進他們的心，讓他們更加自我懷疑、自我否定而使得憂鬱的狀況加重。

## 面對憂鬱症患者的三不原則：不鼓勵、不責備、不反駁。

不鼓勵：沒有經歷過憂鬱症的人很難了解、理解患者的狀況，很容易說出要患者積極正面面對的話語，好似憂鬱症只要轉念就可以好起來，就像曾經造成廣泛討論的某位名主持人在節目上說出「憂鬱症的人就是不知足」的話語，更凸顯一般大眾對憂鬱症患者的錯誤認知。

不責備：不要試圖把患病的原因歸咎於患者本身，沒有人想要生病，也沒有人願意，不要責備患者或者因為他患病這件事情責怪他，這會讓患者更自責、自卑，有可能使得病情更加嚴重。

不反駁：當患者願意傾訴自己的感覺、想法時不要反駁他、否定他的看法以及感受，這會讓患者更不敢表達、分享抒發，只能自己默默承受，有可能陷入憂鬱的漩渦找不到出口，即使無法感同身受，但可以嘗試不評價的傾聽，至少讓患者能有安心抒發的空間。

除了以上地雷事件不要做以外，我們還可以怎麼樣來幫助他們呢？

一、適度關懷，讓患者感受不孤單

二、專注傾聽、陪伴

三、患者如果有透露自殺、自傷傾向，不逃避話題，協助轉介專業醫師

四、鼓勵、陪伴就醫，降低焦慮感

五、依患者狀況邀約參加活動，轉換心情但不強迫

## 與患者相處需耐心
## 強制要求恐適得其反

以上與憂鬱症患者相處的小技巧是要提醒我們需要做的是耐心的陪伴、傾聽，儘量給予病人空間，試著去了解病患的狀況，而不是用我們的想法去評斷病患的感受，或者用我們覺得對的、好的方法強硬的要求病患去執行，造成病患壓力，反而有可能會適得其反。

＊參考網站資料：董氏基金會網站、社團法人憂鬱症防治協會、小鬱亂入網站

## 實際案例分享

在臨床中曾經遇到一位二十五歲左右的個案，他因為職場遇到許多人際狀況而來，隨著晤談次數增加，了解到他從學生時期就開始遇到人際問題，時常在環境中遭受同儕

的言語或肢體上的欺負，個案因為身材嬌小瘦弱加上個性內向溫和，一開始遇到這樣的事情想說忍耐、不反抗就會過去，沒想到往往縱容了欺負他的人，使得他們越來越過分，而個案也越來越不敢反抗，甚至習以為常的覺得這也沒什麼大不了。本以為開始就業後狀況會有所改善，沒想到在職場上依舊出現類似情形，終於個案的身心在長期被欺負下受不了了，被診斷出中度憂鬱症，需要服藥加上接受心理治療來改善當下的症狀。

第一次看見他顯得很沒有精神，說話有氣無力還常常放空，忘記剛剛講到什麼，或者原本想到什麼要說，一到嘴邊卻又忘了，感覺得出來他狀況不很好，個案也說自己長期有睡眠和暴飲暴食的問題，有時候會變重個快十公斤，有時又暴瘦回來，這樣的狀況持續了十幾年，最近被診斷出患了憂鬱症才開始服藥，精神科醫師也建議他要同時做心理治療，不能光靠藥物緩解症狀。

## 藉音樂探索內在世界
## 引導出真實感知

從第一次開始，我就邀請他跟著音樂的旋律，帶他進入想象的世界，透過我的引導語還有音樂的引導，他開始探索內在的世界，把自己平常沒有覺察到的情緒、想法，透過音樂帶到認知、意識的層面，一開始在探索的過程中他有些擔心害怕，怕自己會感覺錯了、或不知道這些影像是真是假，我告訴他沒有關係，任何他所感受到的都是真的，都是從他內心裡面浮現出來的，平時只是被其他東西蓋住了，我們用一些方法來引導它們出現，讓你有機會看看自己內心一些被壓抑、藏起來的東西。

從那次之後，個案開始很大膽的探索，不管出現什麼影像都願意接受，並且把它描繪出來變成實體的作品，透過這樣的體驗，再加上他與現實生活中事件的連結，讓個案發現到許多自己不敢承認的情緒、想法。每次我都會先挑選三首我覺得適合個案的歌曲，再由他最後選出一首來播放；最後一次個案看著自己所有的創作，他被自己願意面對這樣的歷程感動著，也看見自己從那個毫無生氣、幾乎要放棄所有期待、慾望的人，透過看見自己所遭受過的傷痛、陪伴著自己長久以來不敢面對的自己和隱藏起來的情緒，讓他蛻變成另外一個人。雖然療癒的路還未停止，但至少在結束的當下，他開始有了不一樣的期待。

## 治療師的自我體驗

記得在我求學時期經常因為人際關係而感受到憂鬱，正值青少年階段，對於同儕的看法、給予的評價或者彼此間的互動都很看重，也很容易放大，甚至可以說有些敏感，一點風吹草動或者一句玩笑話都可以惦記好久，尤其本來就不太敢直接說出感受或者當場詢問對方到底是什麼意思，總是在事後自己默默回想，但時常會陷入一個迴圈當中不斷的自我懷疑跟指責，深怕沒有人喜歡我、不想和我再當朋友，每當這個時候，我就會被憂鬱的感覺纏繞著很難退去，也影響到生活上的作息和唸書的節奏。

直到有一次我又因為和朋友間的小小不開心而感到憂鬱，回到家不想寫作業，也沒有興致玩遊戲，坐在客廳發呆時，打開了很久沒碰的鋼琴，拿出小時候練習的琴譜開始一首首彈奏起來，隨著曾經熟悉的旋律再次進入到我的腦袋中，好像透過一個個音符喚醒我曾經享受在樂曲當中的喜悅、快樂。

有趣的是，以前學習彈奏鋼琴、練習技巧總覺得很辛苦，常常帶著不開心的情緒練習，還練得亂七八糟，但那天沒有進度和技巧好壞的壓力，反而讓原本整個人好像被厚厚、重重的一層東西蓋著的感覺漸漸的散開，不僅感受到情緒上的變化，連身體也感受到不一樣，一開始好像有很重很大的東西壓在胸口讓我喘不過氣，怎麼伸展、拉伸或用手按壓都沒有舒緩，在我開始彈奏並同時哼唱著歌曲後，身體的感受越來越輕盈，不再感受到有東西重壓，這次經驗讓我印象深刻，後來幾次遇到類似狀況也都能依照這個方法調節我當下的憂鬱情緒。

## 檢視你的憂鬱指數

憂鬱是個很主觀的感覺，有時我們會感到憂鬱但很難去測量到底這樣的憂鬱狀況是否已經開始影響到我們的身心，除了前面我們所提到的各項症狀外，也可以用一個客觀的工具來幫助我們。大家可以試著回答下面憂鬱量表的問題並且將分數統計，下一頁會有各分數所代表的狀況給大家參考。

| 憂鬱自我評估量表 | | | | |
|---|---|---|---|---|
| 作答說明：請根據您自己的狀況，圈選最符合的一項。 | 沒有或極少 -1天以下 | 有時候 -1~2天 | 時常 -3~4天 | 常常或總是 -5~7天 |
| 計分 | 0 | 1 | 2 | 3 |
| 我覺得想哭 | | | | |
| 我覺得心情不好 | | | | |
| 我覺得比以前容易發脾氣 | | | | |
| 我睡不好 | | | | |
| 我覺得不想吃東西 | | | | |
| 我覺得胸口悶悶的（心肝頭或胸坎綁綁的） | | | | |
| 我覺得不輕鬆、不舒服（不適快） | | | | |
| 我覺得身體疲勞虛弱無力（身體很虛、沒力氣、元氣及體力） | | | | |
| 我覺得很煩 | | | | |
| 我覺得記憶力不好 | | | | |
| 我覺得做事時無法專心 | | | | |
| 我覺得想事情或做事時比平常要緩慢 | | | | |
| 我覺得比以前沒信心 | | | | |
| 我覺得比較會往壞處想 | | | | |
| 我覺得想不開、甚至想死 | | | | |
| 我覺得對什麼事都失去興趣 | | | | |
| 我覺得身體不舒服（如頭痛、頭暈、心悸、肚子不舒服等） | | | | |
| 我覺得自己很沒用 | | | | |

| 評估數值 | | |
|---|---|---|
| 最低分數 | 分數簡述 | 分析描述 |
| 29 | 29分以上 | 你是不是感到相當的不舒服，會不由自主的沮喪、難過，覺得無法掙脫？因為你的心已「感冒」，心病需要心藥醫，趕緊到醫院找專業及可信賴的醫師檢查，透過他們的診療與治療，你將不會覺得孤單、無助。 |
| 19 | 19~28分 | 現在的你必定感到相當不順心，無法展露笑容，一肚子苦惱及煩悶，連朋友也不知道如何幫你，趕緊找專業機構或醫療單位協助，透過專業機構的協助，必可重拾笑容。 |
| 15 | 15~18分 | 你是不是想笑又笑不太出來，有很多事壓在心上，肩上總覺得很沈重？因為你的壓力負荷量已經到了臨界點了！千萬別再「撐」了，趕快找個有相同經驗的朋友聊聊，給心情找個出口，把肩上的重擔放下，這樣才不會陷入憂鬱症的漩渦。 |
| 9 | 9~14分 | 最近的情緒是否起伏不定？或是有些事情在困擾著你？給自己多點關心，多注意情緒的變化，試著瞭解心情變壞的緣由，做適時的處理，比較不會陷入憂鬱情緒。 |
| 0 | 8分以下 | 真是令人羨慕！你目前的情緒狀態很穩定，是個懂得適時調整情緒及抒解壓力的人，繼續保持下去。 |

註：憂鬱量表來源／董氏基金會網站

※表格僅供參考，如有疑問，請尋求專業諮詢。

## 如何挑選適合的音樂

當你做完前面一個活動的表格後，對自己目前的憂鬱情緒應該有著更進一步的了解，相信大家看到這裡會想要問，那這時候的我適合聽什麼音樂呢？在第三章的時候我們介紹過如何製作自己的音樂清單，而每個人的挑選方式其實是很主觀的，會根據個人的狀況、情境有很大的不一樣，而我們最需要注意的是自己當下的情緒狀態，在憂鬱的時候自己是需要怎樣的歌曲陪伴呢？

有些時候我們感覺想在當下好好的哭一回，給一些時間讓自己好好發洩，這時就可以選擇一首讓自己有想哭感覺的歌曲，可能是因為歌詞，也有可能是因為旋律、和聲編寫或樂器的聲音。

會讓人感到哀傷的音樂也沒有絕對的樣貌，但在華人文化中，很多人會覺得小調音樂比較令人感到哀傷（曲例1），當然在歐洲一些國家，使用很多小調當作舞曲（曲例2），所以是否一定是小調音樂會讓人流淚，顯然不是絕對，但音樂伴隨著文化背景的關係，的確有很多小調音樂會牽動著我們的心情。

＊曲例1：花若離枝 - 江蕙

＊曲例2：Štefan / Stephen / Штефан - Hrdza

現在請你試想一下：通常在聆聽音樂的時候會比較注意歌詞還是旋律？有些人會因為歌詞當中的描述與自己心境、感受相同而受到感染，進而有被同理、了解的感受；有些人則是被旋律、伴奏、甚至歌手的聲音感動，即使根本不知道歌詞在唱什麼、甚至連歌詞都沒有，光是聽見旋律、歌曲本身就很觸動人心，彷彿旋律當中就充滿了許多情感，變成音符宣洩出來，而我們的情緒也有可能跟著一起有所抒發、流露。

當我們發現自己在聽音樂時比較容易注意到的地方以及情緒會隨著波動的原因後，更能在需要的時候準確的替自己選出適合的歌曲，除了從過去經驗當中找到答案外，更可以從現在開始留意，每次在聽音樂的時候注意自己聆聽歌曲時是被什麼吸引著、觸動著情緒呢？

## 將音樂轉換成支持與滋養
## 可有效減緩症狀及憂鬱狀態

根據研究指出，音樂治療活動當中可以減緩憂鬱症的症狀和伴隨的焦慮感，同時增強患者參與活動能力，恢復工作和恢復人際活動等，而在治療中，音樂治療不只使用被動性音樂療法，聆聽音樂（見第二章）也大量的加入主動性音樂療法，像是歌曲哼唱、樂器即興、樂器演奏、詞曲創作等等，透過這些主動性音樂活動，讓我們不僅是用耳朵接收音樂，更運用到全身把音樂再創造，讓音樂變成我們內在的一部分，成為我們的支持和滋養。

這個章節的音樂不僅要邀請大家根據自己狀態挑選，更想要邀請大家選出能夠和歌曲互動的清單，像是你可以朗朗上口的歌，或者是歌詞內容很貼近你過去經驗的歌、唱出你的故事的歌曲，這些歌曲更能夠讓你在創作或者是哼唱時連結到自身的經驗和感受，透過與歌曲記憶的連結能讓你當下憂鬱的情緒被你陪伴著。

也許一開始沒有明確的方向，這時候可以試試看這個方法，拿出之前的音樂清單來，從上面尋找自己熟悉的歌曲，找一首比較輕快、節奏明確的，一首較抒情、甚至歌詞有點情感豐富的，各聽三十秒後感覺一下在憂鬱情緒下的自己更適合怎樣的歌曲呢？也許幾次經驗後，你便越來越知道自己在這樣的狀態下需要怎樣的歌曲來陪伴，一定比廣播電台裡DJ或是手機APP上推薦的歌單更適合你。

## 活動指南：

### 1. 播放符合當下狀態的音樂，跟著音樂律動與哼唱

找出第三章的音樂清單中憂鬱的歌曲，選一首來播放，並跟著下面的動作一起做，試著搭配著節奏和動作一起。我們也列出幾首在團體中常使用的歌曲在下面，大家可以參考或者試試看。

一、試著前、後、左、右拉伸你的頭

二、隨著節奏將頭畫圓圈，順時鐘轉完換逆時鐘

三、抬起肩膀再輕輕放下

四、向上伸直雙手，拉長手臂、張開手指頭並跟著節拍舉起放下

五、橫向張開雙手，手心向下打開延伸至極限，隨著節拍舉起放下

六、轉動腰部至極限，頭往後看，停留一個四拍後回到中間，再換邊重複一樣的動作

七、向前踢右腿，抬起至最高的地方停留兩拍後慢慢放下，再換左腳重複一樣的動作

八、轉動右腳腳踝後換左腳踝做一樣的動作

所有動作皆可重複數次，感受到身體不同部位的伸展、活動，並搭配著音樂節奏延續維持動作。

參考曲目：

＊Like OOH-AHH（OOH-AHH하게）- TWICE

＊Cute cat characters in a marching band！- MitchiriNeko March

＊世界が終わるまでは... - WANDS

＊Radetzky March - Radetzky March

**2.歌詞改寫**

這個活動是讓大家體驗音樂治療當中很常使用的歌詞創作，因為沒有治療師的帶領要馬上完成一首歌是比較困難的，所以可選用大家熟悉的歌曲再將歌詞填入自己的感受、想法，變成一首再創作的歌曲。

一、首先在憂鬱情緒歌單中選出一首對於歌詞很有感觸的歌曲

二、在網路上找到歌曲的歌詞

三、嘗試把某些歌詞挖空，並填入符合自己想法或狀況的字句

四、跟著歌曲旋律把自己新創造的歌詞唱出來

五、感受哼唱完新歌詞後帶給自己的感覺並紀錄下來

我們以奉獻這一首歌為範例，大家也可以試試看

## 《奉獻》

**作詞／楊立德　作曲／翁孝良　編曲／陳志遠**

長路奉獻給遠方，玫瑰奉獻給愛情，
我拿什麼奉獻給你，我的愛人；
白雲奉獻給草場，江河奉獻給海洋，
我拿什麼奉獻給你，我的朋友。
我拿什麼奉獻給你，我不停的問，
我不停的找，不停的想……
白鴿奉獻給藍天，星光奉獻給長夜，
我拿什麼奉獻給你，我的小孩；

＿＿奉獻給＿＿，＿＿奉獻給＿＿，
我拿＿＿奉獻給你，我的＿＿；
＿＿奉獻給＿＿，＿＿奉獻給＿＿，
我拿＿＿奉獻給你，我的＿＿。
我拿什麼奉獻給你，我不停的＿＿，
我不停的＿＿，不停的＿＿……
＿＿奉獻給＿＿，＿＿奉獻給＿＿，
我拿＿＿奉獻給你，我的＿＿；

雨季奉獻給大地，歲月奉獻給季節，
我拿什麼奉獻給你，我的爹娘。

＿＿＿＿奉獻給＿＿＿＿，＿＿＿＿奉獻給＿＿＿＿，
我拿＿＿＿＿奉獻給你，我的＿＿＿＿。

＊奉獻 - 蘇芮

「憂鬱」是我們時常掛在嘴邊來表達自己情緒的名詞，願意將自己的感受表達出來不容易，當身邊的人願意跟自己表達他感到憂鬱時，讓我們好好地聆聽與陪伴，也可以帶著他體驗音樂活動，期待大家能夠透過這樣的方式讓情緒得到一些抒發與調節。

當然，這些活動及音樂並不一定只限於在憂鬱情緒時使用，也可以試著套用在其他情緒上面。如果您想跟親友們分享您的創作，或許可以先請對方完整的聆聽完您想表達的內容，再給您回應，確保自己有時間可以完整的分享自己的想法，如果您是聆聽者，也記得給對方一個良好的空間表達及分享他的心情及想法。

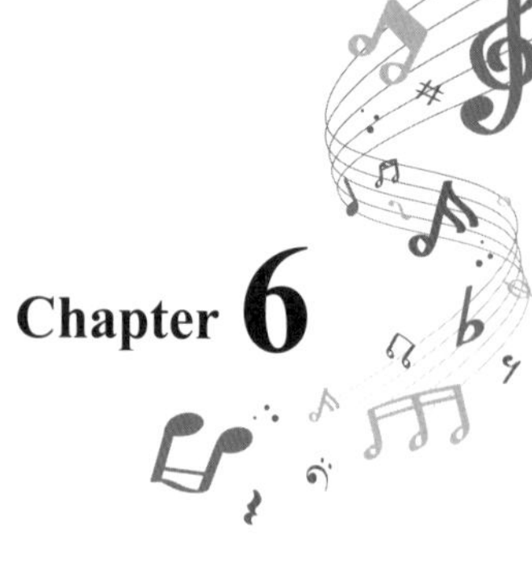

# Chapter 6

# 幫助睡眠的音樂日常

前幾章提到的情緒與壓力，當我們被這些狀況困擾時，身心可能會出現許多反應，例如：免疫系統失調、高血壓、心悸等，失眠是常見的反應，也是許多人想找出方法調整與改善的狀態。本章我們就要從這個主題來帶大家看看如何使用音樂來幫助我們有更好的睡眠品質。

## 失眠是什麼

睡覺是人類天生就有的習慣行為，但讀者可曾想過：人為什麼需要睡眠呢？睡眠對我們、或者所有動物來說是很本能發生的事情，但你有想過為什麼睡眠這麼重要嗎？又或者人類到底需要多少睡眠呢?雅里斯多德(Aristotle)曾說過:睡眠是所有動物身上會發生的週期性現象,代表動物在白天會有週期性運動以及產生疲勞,需要透過週期性的睡眠來達到休息的功能,而有良好的睡眠品質以及足夠的時間,可以帶給我們重要的器官「大腦」充分的休息,維持腦功用的必須條件。當我們無法有好的睡眠品質,甚至無法順利入睡時,會發生什麼事情呢?

其實睡眠時間會隨著年紀增長而有所改變,相信讀者們都知道,剛出生的小嬰兒除了吃飯以外,其他大多數時間都是在睡覺,一天可能有十四至十七小時的時間都在睡覺中度過;到了四個月後開始慢慢縮短,清醒的時間漸漸拉長,睡眠時間縮至十二至十五小時,看起來似乎還是佔去一天當中大部分的時間;到了學齡前的幼兒年紀(3-5歲),這時候的幼童睡覺時間又減少到十至十三小時,慢慢的人類隨著年紀增加,睡眠的時間越來越少,因為各項功能的提升像是體力、認知能力、行為能力等,讓我們想要用更多的時間探索世界而不是用在休息上面。

## 學齡青少年在校時間長
## 課業壓縮睡眠時間

進入學生時期（六至十三歲），所需的睡眠時間約十至十一小時，已經和成年人相去不遠，甚至現在有些國小學生補習、才藝課程等活動非常多，睡眠時間被壓縮的比上班的大人還少呢！青少年（十四至十七歲）所需的時間是八點五至九點五小時，看到這個數據不免讓人疑惑，升學階段的台灣青少年們應該很難達到這個睡眠時間，絕大多數的人應該都有這樣的經驗，在中學時期要好好睡一覺真的是很困難！因著升學的壓力，在學校時間長不說，課後各種的補習、加強課業班、家教等更是常態，因而超級壓縮了睡眠的時間。

到了成年人時期（十八至六十四歲），睡眠時間大約是七至九小時，其實和青少年沒有相差多少，而老年人（六十五歲以上）則是七至八小時，也和成年人相差不遠，但睡眠時間長短多少有個別差異，通常增減個一至二小時都是可以接受的範圍。

睡眠品質不佳一直都是現代人常有的問題，相信讀者身邊或多或少也有人正經歷著失眠、多夢又或者容易驚醒等睡眠狀況，而我們正透過各種方式想讓自己好好的入眠，這已經成為很多人每天必須煩惱的功課；我自己比較少有失眠的狀況，但是常常因為做夢而驚醒，而且醒來時夢裡的情景還歷歷在目，很難再繼續入睡，這也是相當困擾的呢！

相信讀者們也都知道睡眠品質直接影響到人們一天的生活質量及工作效能，還影響到身體功能的各個層面，可以說不僅影響生理，也影響心理。回想一下，當你曾經某個晚上睡不好時，隔天的工作效能是否會因為生理的狀況像是頭暈、腦袋漲漲的而降低，或許偶爾一次還不是很明顯，如果長時間處在無法擁有有質量的睡眠時，身體的狀態就很容易亮紅燈。

請試著回想一下，平時你入睡的狀態是如何的呢？是需要長時間在床上翻、躺，或者需要有一些輔助聲音，例如：音樂、廣播、精油、冥想引導等，又或是需要讓自己筋疲力盡了才無意識的睡去呢？因為生活環境的變化、社會壓力、多媒體的過度刺激、疾病、生理時鐘改變、刺激性物品的接觸等原因，讓原本是生物本能的睡覺這件事情變得困難。

## 上班壓力大 影響睡眠品質

以上班族為例，不僅要承受老闆給的工作壓力、同事之間的社交壓力、家人給的關係壓力以及自己給自己的壓力，日常生活中使用3C產品的習慣，也讓我們漸漸的變得更難入睡。有些人習慣整天忙碌過後，睡前躺在床上打開手機看點有趣的影片或者跟朋友聊天，也有人在睡前還在使用電腦忙碌工作，平日的壓力加上睡前使用這些3C產品，讓我們想放鬆卻放鬆不了，想入眠但閉上眼還是翻來覆去半個小時以上。

好好睡覺變成一件奢侈的事，很多人必須靠外力，甚至是藥物才能好好的睡一覺。我自己本身也有失眠的經驗，經歷過那種越是想要入睡卻越無法睡著的漫漫長夜，甚至會開始懷疑、害怕自己是否夜不成眠。我跟很多人一樣，造成失眠的原因可能包含生活習慣及生活壓力，有時可能是隔天有重要演講、活動，或者當天過度勞累、中午不小心午休太久、睡前追劇等。當我們覺察到這些可以靠自己去調整的失眠原因之後，就有可能靠著自己的力量一步步調節自己的睡眠。我深深體會睡眠品質的重要，希望能與讀者分享一些能夠在睡覺前嘗試的助眠活動。

接著想先為大家介紹什麼是睡眠障礙，讓讀者們透過了解什麼是睡眠障礙，評估一下自己的狀況，以便能夠選擇最適合自己的睡前活動。睡眠障礙可以略分為兩種，一種是睡眠太少（失眠），另外一種是睡得太多（嗜睡），這兩種聽起來極端相反的狀態都是睡眠障礙。可能有讀者會問：多睡覺不好嗎？這裡指的嗜睡是一天睡超過九小時還覺得沒睡飽、越睡越累的狀況。其他還有睡醒週期失調跟類睡症也都屬於睡眠障礙的一種。

排除藥物和其他疾病的影響，嗜睡的原因可能包括：

**1. 睡眠呼吸中止症候群**

**2. 猝睡症**

## 3. 睡眠不足

### 睡眠適量即可
### 過與不及都會造成傷害

雖然常常聽到要睡眠充足，但睡太多也是會造成傷害的，像是，可能導致神經認知功能下降，這也包括學習能力與記憶力的下降，可能使心臟疾病風險增加約百分之三十五至百分之四十，另外與肥胖、糖尿病以及癌症均有相關。

失眠的狀況又分成四種：**1.入睡困難**；**2.維持睡眠困難**；**3.無法熟睡**；**4.過早覺醒、也就是清晨早醒**。第一種狀況是當躺上床超過三十分鐘還沒入睡，就可算是入睡困難，而且前半段睡眠狀態還在似睡似醒的淺眠狀態；第二種則是睡到一半會醒來；無法熟睡則是一有聲音就會被驚醒的狀況；第四種則是容易很早就清醒而且無法再順利睡著的情形。

失眠的原因也有許多，根據馬偕紀念醫院的衛教文宣指出，失眠的原因有：

1. **精神問題：**如焦慮、憂鬱症、躁症、壓力過大、哀慟
2. **行為問題：**如過度擔心自己會失眠
3. **夜間腿部抽動症候群、夜尿症、睡眠呼吸終止症候群**
4. **藥物濫用或不良的副作用**，如：咖啡、尼古丁
5. **睡前進食過量、胃酸逆流、疼痛、心肺功能不良等原因導致身體不適**
6. **生理時鐘週期異常：**如出國時差、工作日夜顛倒、不良作息習慣
7. **原發性失眠（無特定明顯原因）**

來源：馬偕紀念醫院網頁：

https://www.mmh.org.tw/taitam/famme/insomnia_sleep%20disorder.html

如果失眠的狀況長期的發生，很有可能會造成疲倦、煩躁、沒精神、精神不集中、創作力及生產力下降、反應遲鈍、記憶力衰退等問題。如果讀者時常發生以上四種情形，可以試試看待會兒書中介紹的舒壓睡眠方法，或者自己找尋出影響睡眠的原因，像有些人睡前幾小時不能喝含有咖啡因的飲料，睡前一小時不做激烈運動、看3C產品，養

成規律的生活作息，不熬夜等。

## 助眠方法因人而異
## 長期睡眠不良應考慮就醫

每個人都有適合自己的方法來幫助入睡，像我就不能在睡前看太恐怖、緊張、刺激內容的影片，一不小心就會把劇情帶入夢鄉，睡眠品質就會被干擾。還記得有一陣子在追很紅的驚悚韓劇，懸疑刺激還有點血腥，沒想到那陣子睡的就特別不好，甚至會夢到被追殺或者好像被困住了似的情節，即使有睡滿七、八小時，醒來的時候還是好疲憊，甚至還感受得到很緊張、恐懼的情緒，後來發現原來是被睡前看的影片所影響，讓我以後不敢在睡前看這種類型的影片了。讀者們也可以回想一下自己有沒有什麼被睡前活動影響的例子呢？

每個人可能會被影響的事情有所不同，但如果持續發生超過一個月且無法靠自己的方式或者改變環境來改善睡眠狀況，就建議考慮尋求專業醫師的諮詢，讓睡眠恢復應該有的狀態，進而提升生活品質、保持身心的健康。

## 實際案例分享

A是失智症患者主要照顧者的音樂治療支持性團體中的一員，除了要照顧患有失智症的婆婆，也需要把孩子跟老公的一切打點好。照顧失智症長輩的壓力時常讓A喘不過氣，團體中，她曾分享婆婆自己把門打開出門，兩天的時間找不到人，是路人看見婆婆狀況不太對勁而報警，才見婆婆平安回家。

對A來說，婆婆像是一顆不定時炸彈，常常擔心是不是下一秒又會出什麼狀況，在團體中A分享了很多，因為擔心這些未知的事而睡不著，變成是一種生活習慣。團體中，我們嘗試了很多不同的放鬆方法，包括在團體中一起玩即興音樂、搭配適合的節奏音樂做一點律動、主題性的討論歌詞內容、分享喜歡的音樂、聆聽音樂並且覺察音樂帶給我們的感受等，除此之外，也建議他可以在睡前給自己十到二十分鐘，放下手機，找到能夠讓自己放鬆的音樂，並且透過這些音樂與自己好好相處。

團體中的其中一個活動，是使用治療師挑選的放鬆音樂，並且搭配指導語，循序漸進的讓團體成員放鬆身心，雖然這樣的放鬆方式並不適用於所有人，但在臨床工作時發現，大部分的參與者對於這樣的放鬆方法接受度高，在家中也比較能夠自己練習並且達到睡前放鬆的目的。

A所在的團體為持續十二次的短期團體，一週一次，在每次上課時都會有一部分時間讓學員做音樂放鬆練習，三週為一個單位，總共換了四種聆聽音樂的放鬆方法，也請學員回家練習，學員可以就每天的狀況、心情來決定要使用哪一種音樂放鬆活動。一開始在家中練習，A所用的音樂是上課時治療師挑選的音樂，一個原因是她不知道該如何在網路上找到適合的音樂，另一個原因是在課程中聽見這首曲子讓A感到放鬆，這首曲子是一首純鋼琴曲 **- Tim Janis**的Cape May。

＊Cape May
- Tim Janis

A表示在聆聽這首曲子的時候，因為鋼琴演奏的流動性讓她有身體越來越放鬆的感覺，上課時治療師將這首曲子重複兩次，讓播放音樂的時間更長，也讓參與者再多感受這首曲子，A在家中使用這首曲子做音樂放鬆練習時，沿用了治療師在課程中的方式，並且在腦海中回誦治療師上課時的引導語。

## 在支持團體中敞開體驗
## 積累更多能安定自己的音樂

經過幾週的反覆練習，A在課程中分享，雖然主要讓她無法放鬆入眠的因素（失智症婆婆的狀態）沒有辦法被移除，但她在睡前嘗試使用這樣的方式讓自己穩定下來，確實幫助她能夠更好的入眠，雖然在睡眠品質上還無法達到能夠睡整夜不會中斷，但至少能夠讓她在睡前好好的安定身心，讓她不會再翻來覆去的睡不著覺。當下其他學員也推薦了自己在家中會使用的放鬆音樂，讓其他成員可以從每個人不同的歌單中，感受不一樣的放鬆音樂，從中累積更多安定自己的音樂。

文章中我們不斷提起，欣賞音樂是主觀的，有些人覺得鋼琴的聲音很放鬆，有些人覺得大自然的聲音很放鬆，每個人對於能讓自己放鬆的音樂多少會有自己的想法，藉由找到能夠讓自己放鬆的音樂，在睡前讓自己的狀態好好放鬆，這樣較能有效的幫助協助我們入眠。

想像一下，如果在睡前我們正跟別人吵架，情緒高張，我們能夠馬上進入睡眠嗎？通常都需要等到情緒緩和些、慢慢放鬆後才能夠安穩入眠。所以在睡前，如果可以找到讓自己放鬆的音樂清單跟使用音樂清單的方式，便能夠協助我們放鬆，讓我們安穩的入眠。

## 治療師的自我體驗

曾經，當我睡不著的時候會有些焦慮，感覺不趕快睡覺明天又要沒精神了，但往往會因而更睡不著，翻來覆去的感到莫名焦慮，最後可能要花一、兩個小時困床上擔心，但在後來接觸了許多靜心的方法，像是冥想、澄心、正念等等，當無法讓思緒、身體安定放鬆的時候，好像就有一些方法可以嘗試，因為在接觸這些靜心的方法時，常常感受到放鬆、安定的感覺，也常常在練習途中不小心就進入夢鄉，這樣的體驗真的是非常令人印象深刻，不管是當下的感受或者是體驗前後的落差，都讓我親身經歷到自我安定放鬆的方法；更神奇的是，即使這幾種靜心的方法不太一樣，但對我來說都是殊途同歸，最終得到的感受以及改變是很相似的，大家可以跟著書中的活動指南練習看看，找到自己最合適的睡前放鬆方法以及音樂類型。

我曾經在睡前感受到手術後的激烈疼痛，當時痛得無法入睡，但身心又感受到強烈的疲憊，許多複雜的情緒一湧而出，有點無法招架到快要崩潰了。在當下我想到一首宗教歌曲 Jesus loves me，隨著嘴裡輕哼著的歌曲，慢慢的把意識從腳底開始掃描，就像許多靜心方法的開頭身體掃描一樣，想像歌曲的音符好像慢慢的從腳底開始掃過全身，很神奇的是雖然疼痛依舊沒有不見，但我當下的感受卻有很大的不同，好像專注力已經不再被疼痛佔據，而是隨著音樂慢慢的感受到其他身體部位，慢慢的感覺身體與情緒，好像透過音樂在達到另外一個平衡，原本好像被困在疼痛當中的我也慢慢的感到輕鬆、甚至能夠慢慢的體會、感覺疼痛的感覺，而不是想要抗拒、切斷疼痛。

## 如何挑選適合的音樂：翻來覆去睡不著，節奏平穩及旋律重複性高的音樂，讓您安穩入眠。

如何選擇睡前的音樂類型呢？我們經常看到一些關於白噪音可以幫助睡眠的說法，所謂的白噪音是指在可以被測量的範圍內，頻率保持一致的聲音，例如：海浪聲、雨聲等。根據研究指出，我們在睡眠時的呼吸頻率大約是每分鐘十八次左右，而這個頻率又剛好是海浪拍打的頻率，所以當我們能夠找到類似這個速度的音樂，可以很自然的放慢我們的呼吸，進而讓我們感受到放鬆以及準備進入休息的狀態；這也就是為什麼坊間很多舒壓、放鬆音樂喜歡加入海浪的聲音。

除了白噪音的說法外，也試圖讓我們能夠進入一個平靜的感覺，很多人去到海邊都是帶著一顆出遊的心去的，很自然的，聽到海浪的聲音會讓人們聯想到度假、放鬆、舒服，當在家中，海浪的聲音出現時，可能就有助於我們回到放鬆的當下，但這不一定對每一個人都有效果，尤其對海邊曾經有比較負向經驗得人來說，海浪聲引發的回憶可能是不好的，反而會造成反效果。因此，白噪音可以是一種幫助睡眠的方法，但最重要的還是當下自己主觀的判斷以及感受，可以先播放一小段音樂試試看、感覺一下，如果感受是正向的，就可以放心的播放下去；反之，就得試著尋找其他音樂來嘗試了。

以個案的例子來說，曾經有位個案與我分享他聽了網路上推薦的一種叫做**Lo-fi Music**（低傳真音樂）的歌曲類型，說是可以讓人感覺放鬆、自在、容易沉浸在休息的狀態裡，這位個案便在睡前嘗試播放這類型的歌曲。這種音樂沒有歌詞也沒有很固定的旋律，只有一些簡單的樂器搭配。個案與我分享：一開始聽覺得很新鮮，好像真的能夠沈浸在某種自在的感受當中，但聽了一兩天後，他發現這類型的歌曲有時候會配上很明顯的鼓聲或者BASS的聲音，在他進入半睡半醒的狀態時，很容易被突出的鼓聲或者BASS聲音嚇到，進而睡意全無，反而讓他無法入睡；其次這種音樂在旋律上變化很多，重複性不高，很難預期整體的音樂走向，有可能會讓人感覺到混亂、緊張，因為音樂無法在自己的預期上進行，心好像被懸在半空中一樣。

## 音樂無所謂好不好
## 只有適合或不適合

聽到這個個案的經驗後讓我更了解到音樂聆聽的主觀感受是很重要的，也再次提醒讀者們沒有好不好的音樂，只有適不適合的音樂，希望透過我們的分享讓大家能更有意識也更知道怎樣去挑選自己當下適合的音樂來陪伴你。

關於要如何選擇幫助睡眠的音樂，對音樂治療師來說，選擇的音樂並不是在睡覺的當下使用，而是在睡前能夠讓身心達到放鬆的狀態，進而達到較快速入眠的效果。睡前的放鬆會以讓身心平穩為主，比較不會選擇太激烈的音樂活動，因此在選擇音樂上，我們針對睡前做一些簡單的歸納，提供給各位讀者參考。可以注意歌曲裡的樂器配置、和弦編排是否太複雜，旋律盡量簡單並且重複性高，盡可能不要有太多無法預期的聲音。一把大提琴加上一台鋼琴，或者只有鋼琴一種樂器，這樣的樂器配置都比整個交響樂團的配置更為有效。

當然，也有使用交響樂團的配置下所創作出的音樂能使人放鬆的，也會在一些交響曲上發現簡單的和聲進行、簡單的旋律線、比較小的樂團配置…等等。在聆聽音樂的時候，越複雜的樂器配置、複雜的旋律、和聲進行、音樂編排，就更容易引起我們不同的情緒。簡單的旋律線、聲音大小的穩定度，都會讓人有種可預期性，比較不會產生突如其來被驚嚇到的狀態，越簡單的樂器配置、旋律及和聲進行，能夠降低音樂引起的其他感受。所以如果可以，盡量簡單、清楚，這類型的歌曲容易陪伴您放鬆心情，讓您在睡前能夠維持在比較冷靜的狀態，接著安穩入眠。

**範例音樂：**

**溫馨小提醒：**

這裡推薦的範例音樂，大部份是按照文獻所推薦的概述所搜尋出來的歌曲，在我們的工作中也曾被使用，有些音樂是我們在家中睡前會聽的音樂。大家可以聽看看是否是自己喜歡的音樂類型，是否能夠讓您感覺到在睡前放鬆，如果發現喜歡的類型，可以到音樂平台上面打上關鍵字，就能夠找到更多不一樣的樂曲喔。

## 活動指南：感謝身體一天辛勞，跟著引導練習放鬆

本活動邀請大家花一點時間覺察身體各部位，透過這個方式與自己相處，傾聽身體發出的聲音、訊息，試著更靠近自己的內在，更了解自己所需要的陪伴以及支持是什麼，大家可以先看過下面的文字引導，了解整個操作的過程，後面有幾個範例影片可以讓大家閉上眼睛聽著引導語音一起操作。

首先邀請大家覺察自己的呼吸，感覺一下呼吸的速度，接著透過呼吸把注意力移動到雙腳上，感覺著雙腳踩踏、平放在地板上，感覺著地板穩固支撐著自己，慢慢將注意力往上到小腿，感受一下小腿的肌肉，如果在覺察過程中有不舒服，可以移動身體、用手輕碰或者想像吐氣的時候把不舒服的感覺吐出身體；接著感覺一下膝蓋，大腿、臀

部、腰部、腹部、背部、肩膀延伸至手臂、雙手、往上到脖子、喉嚨、最後是整個頭部，可以感受一下自己的五官、頭皮、下巴臉頰，試著微微張開嘴巴放鬆一下牙根。

當你準備好要開始進行活動前，先請準備好練習的空間，儘量是一個單獨、不被打擾的地方。如果是在睡前，先調整好能讓你放鬆的環境，注意溫度、燈光，也許可以使用一些香氛製造出你喜歡的味道。當空間準備好後，也提醒自己，讓自己的身、心準備一下，告訴自己接下來的時間要留給自己，是個與自己相處並且專注在內在的時候，不管經驗到什麼，都以開放的態度來面對它，這樣的提醒可以幫助我們等一會兒聽到錄音檔的時候能更快的進入他引導的情境當中。

接下來這三段語音影片，包含有輕音樂與語音引導的、只有口語引導沒有音樂以及搭配有大自然聲音的音樂的，在只有口語引導沒有音樂的影片中，可以選擇先使用沒有音樂的方式，接著搭配自己音樂清單中的音樂一起使用，在音樂清單中選出一首你覺得當下最有感覺的音樂來使用，在選擇音樂時，建議選擇無歌詞的歌曲，以免與引導產生互相干擾的狀況。

## 保持開放心情
## 感受音樂及引導語的陪伴

當然，也可以嘗試看看在完全沒有音樂的情況下使用引導語，跟加入音樂後的引導方式做比較，依照每次練習時自己的狀態來選擇適合的方式。有的時候我們可能會覺得有大自然的聲音會干擾我們聆聽音樂及語音引導，但有的時候大自然的聲音也能夠讓我們有更多的想像，及感受自己的身體與放鬆環境的連結，所以請保持開放的心，感受自己的身體及感覺，聽聽音樂及引導語是如何影響陪伴自己。

當你準備好空間了，就可以開始播放其中一個檔案，也許你可以每個先播放一分鐘，感受一下今天哪一個最適合你。接著，按照檔案中的引導語覺察身心，練習放鬆，感謝身體一整天的辛勞。

**聲音引導1：搭配輕音樂（資料來源：林之珮心理師）**

**聲音引導2：**無音樂，可自行選擇喜歡的音樂做搭配，或者選擇僅有聲音引導、沒有音樂的方式（資料來源：許瓊月老師）

**聲音引導3：**搭配大自然的音樂（資料來源：放鬆瑞秋）

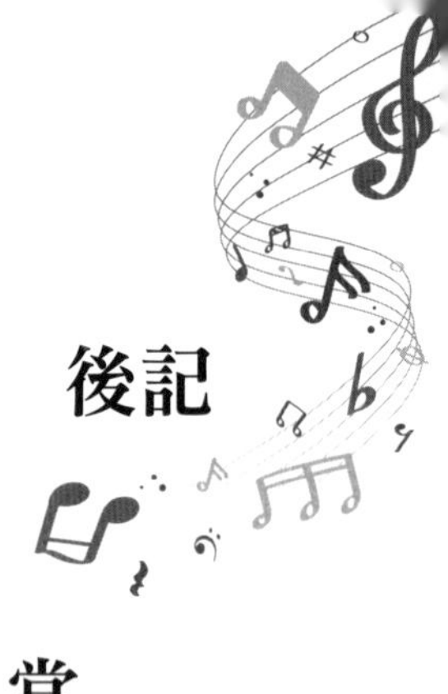

# 後記

## 當語言無法表達時，音樂可以做到

相信不論您是否讀完這本書，應該都可以感受到音樂在我們生活中是舉足輕重存在的，在大街小巷穿越的時候，不經意的會被音樂影響；回憶起每個時期，也都很容易連結著某一首歌曲；畢業會有一首畢業歌，婚禮也經常會用感人的音樂做搭配，參加各種場合也有很大的機率會有音樂相伴。

從音樂被動的、無意識的出現在生活中，我們被動性的接收著，到主動並且認真的聆聽感受音樂，都有著不同的意義。

藉由這本書跟讀者們分享，在充滿音樂的世界裡，我們還可以為自己多嘗試些運用音樂的方法，讓我們的生活更安適。一直以來我們都瞭解音樂不是奇蹟，但音樂的確可以在我們人生路上成為另一個尋找、陪伴及療癒自己的方式。

出自於童話故事作家安徒生（Hans Christian Anderson）的故事「月亮看見了」（What the Moon Saw）裡的一句話 "Where words fail, sounds can often speak." 到現在慢慢的演變成了一句經典名言 "Where words fail, music speaks." 「當語言無法表達時，音樂可以做到。」我們相信音樂是有能量的，相信音樂對人的影響，也相信音樂在這個世界上能夠打破藩籬，讓不同種族的人們不需要語言就能夠溝通交流。

兩位音樂治療師在療癒道路上的經歷和一路以來遇到的人、事、物，很多不是我們三言兩語就能夠解釋的，期待在未來的某一天，能夠有機會跟各位讀者分享更多音樂帶給我們的人生及工作的影響。

時常有人問我們這工作不僅非常消耗體力，更多時候也讓我們花費很大的心力在承接許多別人的情緒及人生經驗，但為什麼我們都還願意繼續在這個領域上推廣並分享給更多人？很多時候都是靠著個案以及其家屬的回饋，一點一滴的看著個案們的改變，這些與他們之間的互動，從中得到很大的安慰和動力，讓我們清楚的知道、並看見自己所做的努力付出是有一點點貢獻的。這些寶貴的經驗和故事絕對都是人生不可或缺的片段，我們藉由這些片段逐步的將人生累積起來，讓音樂帶著我們一起好好的遊歷人生。

從在澳洲及美國的求學、實習、工作，一直到回到台灣成為一位行動治療師。經歷了許多社會文化、工作環境上的改變及調適，也在過程中與許多不同專業者共同合作，透過這些合作互相吸收、學習，並期待把音樂如何應用在助人工作上推廣給更多專業人士及大眾。這本書的內容不是最好的，也沒有絕對的答案，通過我們平時使用音樂的方式，把經驗分享給大家，除了讓讀者們發現音樂的其他樣貌之外，也期待音樂治療在台灣能夠更多的被看見。

期待這本書的結束也是個新的開始，一起發揮實驗家的精神，再加上一直存在我們內在的創造力，嘗試用音樂再開啟一趟新的人生之旅，這一次，讓我們跟著音樂陪伴自己、關照自己、探索自己，也期待各位讀者能夠發展出更多使用音樂照顧自己的方式。

在我們還有餘力之時，或許會將探索音樂及探索陪伴自我的歷程記錄下來，跟身邊的人分享，邀請大家一起踏上這個音樂旅程，互相交流成長，這便是我們最樂見其成的。

感謝所有在這條路上與我們同行的人們，無論是一起推廣音樂治療的夥伴，還是跟我們一起並肩作戰、與我們一起抗衡的知音，還是給我們各種支持與協助的親朋好友。也感謝編輯跟出版社願意給一個小小眾的主題有一個被看見的機會，感謝編輯不辭辛勞的叮嚀兩位不是專業作家的治療師，也給了我們很多很棒的回饋，由衷感謝所有看著我們慢慢向前邁進的貴人們，期許我們堅守本心，帶給在這個世界上正在經歷人生的每一位一點曙光。

台灣廣廈國際出版集團
Taiwan Mansion International Group

國家圖書館出版品預行編目（CIP）資料

音樂好好療：從新生兒到失智老人、從情緒問題到重大疾病的有效解方 李一萱、廖珮岐 著，-- 初版. -- 新北市：財經傳訊, 2022.10
面；　公分. --（sense;69）
ISBN 9786269610686（平裝）

418.986　　111012436

財經傳訊
TIME & MONEY

# 音樂好好療：

## 從新生兒到失智老人、從情緒問題到重大疾病的有效解方

**作　　者**／李一萱、廖珮岐
**責任編輯**／李振華
**編輯中心**／第五編輯室
**編 輯 長**／方宗廉
**封面設計**／張天薪
**製版・印刷・裝訂**／東豪・弼聖・秉成

**行企研發中心總監**／陳冠蒨
**媒體公關組**／陳柔彣
**綜合業務組**／何欣穎
**線上學習中心總監**／陳冠蒨
**產品企劃組**／黃雅鈴

**發 行 人**／江媛珍
**法律顧問**／第一國際法律事務所 余淑杏律師・北辰著作權事務所 蕭雄淋律師
**出　　版**／台灣廣廈有聲圖書有限公司
地址：新北市 235 中和區中山路二段 359 巷 7 號 2 樓
電話：（886）2-2225-5777・傳真：（886）2-2225-8052

**代理印務・全球總經銷**／知遠文化事業有限公司
地址：新北市 222 深坑區北深路三段 155 巷 25 號 5 樓
電話：（886）2-2664-8800・傳真：（886）2-2664-8801
**郵政劃撥**／劃撥帳號：18836722
劃撥戶名：知遠文化事業有限公司（※ 單次購書金額未達 500 元，請另付 60 元郵資。）

■出版日期：2022 年 10 月
ISBN：9786269610686